LE CANCER EN FACE

NATHALIE MARQUAY-PERNAUT

LE CANCER EN FACE

Donnons toutes ses chances à la vie

Michel LAFON

Du même auteur

Ma bonne étoile, Michel Lafon, 2004

7-13, boulevard Paul-Émile Victor – Île de la Jatte
92521 Neuilly-sur-Seine Cedex

À Ti'toine et Alain, partis trop tôt.
À Angèle, qui a gagné.
À mes deux grands-mères,
Marguerite et Geneviève,
qui sont dans les étoiles.
À tous ceux qui ont, qui ont eu
ou qui auront peut-être, un jour,
à faire face au cancer.

Préface

PAR JEAN-PIERRE PERNAUT

Été 2004. En vacances dans le Midi, Nathalie et moi apprenons, navrés, la mort de Sacha Distel. Nathalie l'avait rencontré lors d'une élection de Miss France en 1988 (l'année qui avait suivi sa propre élection) et elle n'a jamais oublié cet homme, si talentueux et si chaleureux. Son décès nous rend tristes et, en même temps, ce qu'entend Nathalie à la radio la met une nouvelle fois en colère. « Sacha Distel est mort des suites d'une longue maladie », rabâchent les journalistes.

– Pourquoi « longue maladie » ? Pourquoi pas « cancer » ? me demande-t-elle.

Souvent, l'expression habituelle de mes confrères (et parfois, je l'avoue, la mienne aussi, par habitude) m'avait fait réagir de la même manière. Pourquoi, depuis tant d'années, jouons-nous ainsi à faire l'autruche ? Dans notre famille ou dans notre entourage, nous avons tous été, un jour ou l'autre, confrontés au cancer. Bien peu d'entre nous ont alors su comment se comporter. Nous ne connaissons rien de cette maladie avant de devoir lui faire face pour la combattre, si ce n'est qu'elle représente un immense trou noir dans lequel s'engouffrent nos peurs et nos angoisses les plus profondes. Nous ne connaissons rien du langage des médecins, rien des traitements et de leurs effets, rien de l'attitude à adopter pour épauler un frère, une mère ou un ami malade.

En écrivant son premier livre, Ma Bonne Étoile, *Nathalie n'imaginait pas – et moi non plus – qu'elle allait recevoir tant de messages bouleversants de lecteurs lui disant leur détresse face à cette maladie et la remerciant de les avoir aidés. Des milliers d'entre eux ont vu dans son histoire un formidable message d'espoir qui leur a donné le désir de lutter.*

Lutter tout simplement en parlant, en regardant les choses en face. Nathalie a vécu les tourments que connaissent des milliers de patients face à ce mauvais crabe. Seule avec sa famille et quelques proches, elle a trouvé le courage de se battre. Aujourd'hui, c'est en soutenant les autres qu'elle veut continuer ce combat.

Sa volonté et sa force m'impressionnent tous les jours.

Jean-Pierre PERNAUT

Avant-propos

ÇA N'ARRIVE PAS QU'AUX AUTRES...

Le cancer ? J'avais une vague idée de ce que c'était, mais de là à me sentir concernée... Lorsque j'ai appris que j'étais malade, je n'ai tout simplement pas compris ce qui m'arrivait. Je m'étais toujours considérée en bonne santé. Le diagnostic est tombé, j'avais à peine trente ans. On ne pense pas au pire, à cet âge-là. D'autant qu'à l'époque, tout me réussissait.

En 1987, comme je l'ai raconté dans un précédent livre[1], j'avais été élue Miss France à la suite d'un tout nouveau concours retransmis pour la première fois à la télévision. J'avais dix-neuf ans et, en ligne de mire, un avenir radieux. Après une année d'inaugurations, de défilés et de séances de dédicaces dus à cet incroyable coup de chance, j'ai travaillé cinq ans auprès de celle que je considère encore comme ma marraine de

1. *Ma bonne étoile*, Éditions Michel Lafon, 2004.

cœur, Mme de Fontenay. Auprès d'elle, j'ai sillonné la France en long, en large et en travers pour animer des élections régionales ou des réceptions auxquelles je participais avec beaucoup d'enthousiasme. Je vivais telle une nomade, au jour le jour, sans trop me poser de questions.

À vingt-quatre ans, j'ai soudain pris conscience que je n'avais plus envie de poursuivre sur cette lancée. Je voulais me poser et changer d'air. Être en représentation permanente commençait à me lasser. Je n'avais alors ni mari ni enfant. Pourquoi, dans ces conditions, ne pas larguer les amarres ? Le billet proposé par l'agence de voyages à laquelle je me suis adressée me convenait tout à fait : départ pour les Antilles le 31 décembre 1992 avec un retour *open* valable un an. J'étais aux anges. Là-bas, je pourrais vivre incognito en toute tranquillité. Repartir de zéro ne me faisait pas peur. Au contraire !

J'ai eu raison de croire en ma « bonne étoile » puisque, peu de temps après mon arrivée, j'ai trouvé du travail (suite à une rencontre fortuite, on m'a proposé de vendre des maillots de bain sur la plage du Club Méditerranée) et un fiancé, Mathias, dont j'ai fait la connaissance sur la Côte d'Azur lors d'un de mes retours en France pendant l'été 1996. Voilà... J'étais heureuse. Un décor de rêve, un job qui me plaisait, un homme dont j'étais amoureuse... Ma sœur Myriam avait même décidé de me rejoindre avec toute sa famille pour travailler à mon côté. Que demander de plus ?

Je ne le savais pas encore mais la maladie avait choisi de me mettre des bâtons dans les roues alors que je filais droit vers le bonheur. C'était injuste, oui, mais je n'ai pas eu le choix. Personne n'a jamais le choix.

Parler du cancer... D'autres l'ont fait avant moi. Le sujet, inépuisable, fascine tout autant qu'il fait peur. Parce que le cancer symbolise la douleur et la mort, même si beaucoup n'y succombent pas. Parce que le cancer représente la première cause de mortalité chez les hommes et la deuxième chez les femmes, après les maladies cardio-vasculaires. Parce que le cancer frappe tous les âges et tous les milieux sociaux. Parce que nous connaissons tous, de près ou de loin, quelqu'un dont le destin a basculé au contact de cette maladie.

Il y a encore cent ans, le cancer était incurable. Il y a encore vingt ans, le mot était tabou. On l'évoquait pudiquement, à mots couverts. Et cela se produit encore dans les annonces nécrologiques, « mort des suites d'une longue maladie ».

Néanmoins, grâce aux médias notamment, on ose enfin lever le voile sur un mal qui touche environ deux cent quatre-vingt mille personnes par an. Seulement, l'image effrayante véhiculée par le cancer persiste, alors qu'une fois guéri il vous redonne vos droits à la vie.

Parler du cancer... Mon propos n'est pas de me substituer aux médecins ou aux chercheurs. Je n'ai pas les connaissances nécessaires pour prétendre rivaliser avec les personnes compétentes en la matière. En revanche, je peux me mettre à la place du malade puisque j'ai moi-même souffert d'une leucémie. Si cet ouvrage et les quelques conseils qu'il renferme, si modestes soient-ils, permettent à quelques-uns d'entre vous de prendre leur destin en main et surtout de garder l'espoir, alors mon témoignage ne sera pas vain.

Parler du cancer... Pour dire qu'il ne s'agit pas d'une maladie honteuse. Il n'y a pas de maladie honteuse. Il n'y a que des gens qui souffrent. Les hommes et les femmes que je rencontre lors des séminaires auxquels je participe pour parler de mon combat se confient souvent à moi. Ils me livrent le désespoir dans lequel ils se trouvent parfois, car il leur faut, dans certains cas, supporter le poids de l'angoisse et du silence, au risque de faire éclater leur famille. Beaucoup de malades se réfugient dans le mutisme parce qu'ils n'osent pas révéler la vérité à leurs proches ou à leurs enfants, afin de les protéger, voire de peur d'être rejetés ou abandonnés. Cet aveu d'impuissance est intolérable à entendre.

Nous avons tous le pouvoir de décider si oui ou non nous acceptons le défi que le sort nous impose en nous mettant ainsi à l'épreuve. Je ne suis ni plus forte ni meilleure qu'une autre. Je suis une femme ordinaire qui a su, grâce aux médecins, à son entourage et à une bonne dose d'optimisme, vaincre le cancer. Oui, je m'en suis sortie.

Alors pourquoi pas vous ?

Chapitre 1

SOLEIL, COCOTIERS ET... GLOBULES BLANCS !

Automne 1997 : je ne me sens pas bien. J'ai envie de rester au lit. Je me traîne lamentablement. Pour qui me connaît, c'est assez surprenant. Je suis habituellement pleine d'énergie. J'aime faire la fête et prendre du bon temps. Je n'ai pas coutume de me laisser aller et de m'isoler ainsi. J'aime la vie, qui d'ailleurs me le rend bien !

Depuis quelques semaines, j'ai la sensation de perdre le goût des choses. Pourtant, travailler me plaît. Sous la houlette de Véronique, la directrice de l'entreprise, je gère une ligne de maillots de bain que je vends aux touristes sur la plage du Club Méditerranée, en Martinique, avec l'aide d'une équipe de plusieurs jeunes femmes que je forme moi-même à leur arrivée. Je me débrouille pas mal, ça marche bien.

J'aime aborder les touristes et créer un échange avec eux. Je ne force jamais la main, c'est un de mes principes. Mon sens du contact me vaut des fins de mois substantielles qui me permettent de vivre confortablement.

Aujourd'hui, l'idée d'avoir à arpenter la plage à la recherche de nouveaux clients ne m'apporte plus aucun plaisir. Le soleil et la chaleur, que j'apprécie par-dessus tout, m'épuisent désormais. Je mets cette lassitude sur le compte des courbatures qui me lancent dans le bas du dos. Marcher et porter à longueur de journée des paniers remplis de maillots de bain est éreintant. Pour « accrocher » les touristes, je dois payer de ma personne. De plus, mes réapprovisionnements en marchandise m'obligent à m'accroupir et à me pencher pour fouiller dans les différentes caisses prévues à cet effet. À mon âge, cela ne représente pas une prouesse et pourtant, ces temps-ci, cela me tue. Mes « réassorts », comme je les appelle, nécessitent quelques acrobaties que j'ai de plus en plus de mal à exécuter.

Petit à petit, une immense fatigue s'installe. Une fatigue anormale probablement due au surmenage. Alors que j'ai d'ordinaire du mal à m'endormir, il me suffit à présent de poser la tête sur l'oreiller pour tomber dans les bras de Morphée... au grand désespoir de Mathias, mon fiancé ! Fini nos soirées à nous câliner. Lorsque le réveil sonne, j'ai l'impression de m'être assoupie cinq ou dix minutes à peine. Bizarre... D'autant que je souffre maintenant de nausées et de maux de tête terribles qui m'assaillent au saut du lit. Au début, les médicaments fonctionnent bien, mes six Doliprane quotidiens parviennent à enrayer la fièvre et la douleur. Mais bientôt, ils ne sont plus aussi efficaces.

Mon état de santé se dégrade à vue d'œil. Lorsque je m'interroge, les excuses sont toutes trouvées : je travaille trop, mon corps sature. Et puis j'ai d'autres raisons de me sentir mal. Voilà quatre mois que j'ai cessé de fumer. C'est ma première tentative depuis que j'ai commencé à l'âge de seize ans. Après des années de consommation quotidienne avoisinant les deux paquets, je me suis enfin décidée à arrêter. J'en avais assez de cracher mes poumons. Je n'avais pas envie de creuser ma propre tombe. Mais le sevrage se révèle plus dur à supporter que je ne l'aurais imaginé. La nicotine me manque à tel point que j'en deviens infernale. D'où les rapports houleux avec mon entourage.

Mathias, lui, continue de fumer en ma présence, ce qui n'arrange pas nos relations. En effet, nous nous disputons beaucoup ces derniers temps, souvent pour des broutilles. À mon avis,

Mathias ne serait pas contre le fait de quitter la Martinique. Il aime le changement. J'ai peur que sa hantise de la routine ne menace notre couple. Pour couronner le tout, je suis en froid avec Myriam, avec laquelle je m'entends bien depuis toujours.

Mon caractère se modifie. Je deviens épouvantable. Certains amis, lassés de mes sautes d'humeur, n'hésitent pas à me remettre les idées en place en me disant clairement : « Reprends la cigarette, on te préférait avant. » Ce genre de réflexion m'horripile. Pourtant, force est de reconnaître que je me comporte de manière infecte. Même avec mon frère Thierry et mes parents, que j'adore. Je suis tellement à cran qu'une fois je raccroche au nez de Myriam sans raison. Mes rapports avec la famille finissent par se distendre. Mes parents et moi ne nous parlons plus.

Ces quatre mois d'« abstinence » et de conflits me perturbent énormément. J'ai horreur des disputes. Là, j'ai l'impression que tout le monde est contre moi. Sur le coup, je ne parviens pas à analyser que c'est ma faute, que mon agressivité est à l'origine de la mauvaise ambiance qui règne alentour. Cette incompréhension me rend triste mais je ne le montre pas. Je pleure en cachette. Devant les autres, j'adopte une attitude fausse, *rien ne me touche, je n'ai pas besoin de vous pour vivre.* Quelle idiote ! Bien sûr que j'ai besoin des autres, mais je suis trop fière pour l'admettre. Comment appeler au secours ceux que j'ai envoyés balader ? Comment faire marche arrière ? Je suis malheureuse, je donnerais n'importe quoi pour retrouver les heures bénies de l'enfance, pour que mes proches me prennent dans leurs bras et me fassent des câlins. Je ne dois pourtant qu'à moi-même le sentiment d'abandon que j'éprouve. Je ne reçois plus parce que je ne donne plus, tout simplement.

À force de ruminer seule dans mon coin, je m'isole peu à peu. Je ne mange pratiquement plus. Je me nourris de ma colère et d'une tranche de jambon que je mâche debout. Je ne me mets plus à table. Le soir, j'avale une soupe sur le pouce avant de me coucher. Je suis en carence à tous les niveaux. Plus de cigarettes, plus d'harmonie dans mes rapports avec les autres, plus de repas sains et équilibrés.

Et s'il n'y avait que cela... Lorsque je me regarde dans le miroir, je ne vois qu'un visage émacié et des yeux enfoncés dans leurs orbites. Je ne me reconnais pas. Mes joues sont creuses. Mon teint hâlé a viré au jaune. Je dois certainement couver quelque chose, mais quoi ? Ai-je vraiment envie de le savoir ? Mon entourage ne s'affole pas plus que moi. On me répète que j'ai l'air fatigué, sans plus. Je ne cherche pas midi à quatorze heures : j'ai besoin de vacances, basta.

Des vacances ? Tout de même... Ces douleurs aux cervicales sont insupportables. J'en suis à m'enfoncer les doigts dans la nuque pour me soulager. La pression est bénéfique mais je ne peux pas passer mes journées à me masser. J'ai sans doute fait un faux mouvement. J'irais bien consulter un ostéopathe mais il n'y en a pas en Martinique. Je me décide donc à prendre rendez-vous avec un kinésithérapeute. Au bout d'une demi-heure de manipulations, je me sens mieux. Mais la douleur reprend de plus belle trois minutes après que j'ai quitté le cabinet.

Nausées, fièvre... Et si c'était une dengue ? Aux Antilles, le moustique responsable de cette maladie fait des ravages chaque année. Les différents médecins généralistes que je consulte successivement – cinq au total – en restent à ce diagnostic. Pourquoi pas une dengue, effectivement... Au vu de mes symptômes, aucun n'a l'idée de m'envoyer dans un laboratoire d'analyses médicales. Quand on pense qu'une simple prise de sang suffit à mettre sur la piste...

Bien entendu, de mon côté j'aurais pu en réclamer une. Encore aurait-il fallu en connaître la nécessité ! À l'époque, j'étais néophyte en matière de cancer. Les médecins avaient dit que... Aujourd'hui, je réalise la signification de ces différents signes. En m'envoyant des messages tels que ces maux de tête à répétition, cette fatigue lancinante et cette fièvre de cheval, mon corps essayait de me prévenir du danger que je courais.

*
**

Première leçon à tirer de ma grande aventure, et elle s'applique à tous : quand vraiment des symptômes douloureux et inexplicables persistent, associés à une lassitude extrême : allez consulter et réclamez des analyses ! Je sais bien qu'il existe des hypocondriaques qui se feraient faire des prises de sang pour un bouton sur le nez, mais si vous ne faites pas partie de ces « malades imaginaires », suivez votre instinct : cherchez à trouver la cause de vos maux.

On est parfois tenté d'attendre avant de consulter, par manque de temps, par manque d'information, par négligence ou par peur de se voir prescrire des examens douloureux. Parfois même, on redoute d'avoir à affronter une vérité qu'on soupçonne. On se persuade que ça va passer, que ce n'est rien et qu'il faut prendre sur soi.

Autre raison de reporter sans cesse un éventuel rendez-vous : le fait d'être habituellement en bonne santé. Les bien portants n'ont pas toujours de médecin généraliste attitré. Pourquoi iraient-ils se faire examiner puisqu'ils n'ont, en général, rien de particulier à signaler ? Raison de plus pour s'alerter en cas de douleur soudaine ou de symptômes « bizarres » dont vous pensez pouvoir vous accommoder... à vos risques et périls.

Trouver un médecin est à la portée de tous. Le bouche à oreille, les pharmaciens ou les annuaires sont de bons pourvoyeurs d'adresses. Mais trouver un médecin est une chose, bien le choisir en est une autre. Après avoir privilégié l'aspect pratique en sélectionnant si possible un cabinet proche de votre domicile, laissez-vous guider par votre impression lors de votre première visite.

– Le médecin que vous venez de voir vous plaît-il ?

– Vous paraît-il compétent ?

– S'est-il intéressé à vous ?

– Vous a-t-il interrogé avec attention ?

– A-t-il répondu à vos questions ?

– Vous sentez-vous en confiance avec lui ?

Et n'oubliez pas le plus important : vous a-t-il examiné et a-t-il pris le temps de le faire ?

Personne ne vous oblige à retourner chez un médecin lugubre, arrogant ou qui vous ausculte à la va-vite. Si vous n'êtes pas satisfait de cette relation (ou de celle que vous établirez avec les spécialistes que vous serez amené à rencontrer par la suite), changer de praticien n'est pas interdit.

Quoi qu'il en soit – c'est un point sur lequel j'insiste particulièrement –, plus on tarde à consulter, plus les chances de guérison diminuent. Sans compter la durée du traitement qui, de ce fait, sera sans doute plus longue et bien évidemment plus lourde à supporter. Mon histoire en est la preuve : si j'avais attendu une semaine de plus, je ne serais plus de ce monde.

Les douleurs ou les signes anormaux sont souvent annonciateurs d'une perturbation de l'organisme. Un cancer n'apparaît pas toujours subitement, comme par magie. Lorsqu'il a la politesse de prévenir au début de son intrusion (ce n'est malheureusement pas toujours le cas), sachez écouter votre corps.

Chez la femme, une grosseur, l'augmentation de volume ou l'induration (le fait de durcir) d'un ganglion palpable au niveau de la poitrine ou des aisselles sont des manifestations qu'il ne faut surtout pas prendre à la légère, d'autant que ces indurations sont la plupart du temps indolores. L'autopalpation des seins est en soi un bon moyen de déceler des anomalies. Mais cette précaution ne doit pas remplacer une mammographie, préconisée, en général, à partir de la quarantaine. Cet examen (remboursé à cent pour cent par la Sécurité sociale à partir de cinquante ans) se révèle très efficace pour la détection des tumeurs, les plus minimes soient-elles. Le cancer du sein touche en moyenne quarante mille femmes par an. Grâce au dépistage, il a été réduit de près de trente pour cent pour les femmes âgées de cinquante à soixante-dix ans.

Chez les hommes, cette induration ou cette grosseur palpable pourra se situer au niveau de la prostate. D'ailleurs, à partir de cinquante ans, il leur est recommandé de consulter un généraliste tous les ans à ce sujet. Avec près de quarante mille nouveaux cas chaque année, le cancer de la prostate est un des cancers les plus meurtriers, sauf s'il est démasqué de façon précoce.

Chez l'homme et la femme, les symptômes suivants doivent alerter la vigilance :

– Un nouveau grain de beauté qui apparaît soudainement.

– Un grain de beauté déjà existant ou une verrue dont l'aspect, la couleur ou la taille se modifie.

– Un grain de beauté qui saigne au contact des vêtements.

– Un grain de beauté qui génère des démangeaisons ou des irritations.

– Une blessure qui ne cicatrise pas ou une enflure qui ne disparaît pas.

– Des troubles répétés de la déglutition.

– Des saignements ou des écoulements anormaux au niveau du nez, dans les selles, les crachats ou les urines.

– Une irrégularité au niveau du transit intestinal avec alternance de périodes de constipation et de diarrhées et/ou un dérangement des fonctions urinaires.

– Une toux gênante et persistante ou une voix qui subit des modifications notables.

Attention ! Je ne dis pas que ces symptômes sont obligatoirement synonymes de cancer. Heureusement... Une grosseur au sein peut être due à un kyste. Une prostate qui augmente de volume, chez les hommes d'un certain âge, peut être due à un adénome, tumeur bénigne. Une gêne respiratoire peut être due à une bronchite. Je dis simplement qu'il est important, voire capital, de ne pas négliger ces indices et de ne pas se voiler la face en établissant le diagnostic soi-même. Se substituer aux médecins compétents (qui ont souvent fait plus de dix ans d'études pour maîtriser le sujet) ne vous rendra service que momentanément. Certes, vous gagnerez du temps sur une ou plusieurs consultations. Mais pas sur la maladie qui, elle, ne manquera pas de vous faire payer ses honoraires au prix fort.

Votre corps vous parle. Écoutez-le lorsqu'il maigrit ostensiblement alors que vous ne faites pas de régime. Écoutez-le lorsqu'il fatigue alors que vous n'avez rien changé à votre mode de vie. Écoutez-le lorsque vos fonctions vitales (voir, parler, manger, respirer, uriner, déféquer...) se modifient sans raison apparente. Ce peut être la manifestation d'une tumeur faisant pression sur un des organes du corps. Faites la différence entre ce qui vous semble normal et anormal (qui d'autre connaît mieux votre corps que vous ?) et entre des symptômes qui disparaissent et d'autres qui perdurent.

Cela dit, l'absence de tout désagrément ne vous dispense pas de prendre rendez-vous une fois par an avec votre médecin généraliste pour faire le point, surtout si vous avez dans votre famille des cas de cancers déclarés. L'hérédité constitue un des facteurs de risque (en particulier pour ce qui concerne les cancers du sein et du côlon), tout comme certaines conduites telles que l'abus d'alcool et de tabac. À cet égard, est-il nécessaire de rappeler le rôle que joue la prévention dans l'apparition des cancers ? Le tabac (actif ou passif, d'ailleurs, celui des fumeurs comme de ceux qui se trouvent enfumés par les autres) est le plus gros pourvoyeur de cancers des voies respiratoires avec les cancers du nez, de la bouche, du larynx, du pharynx et de l'œsophage. Mais la cigarette est également responsable, dans une certaine mesure, du cancer de la rate et du cancer du pancréas dont le pronostic est un des moins optimistes. Délai d'apparition des types de cancer ORL entre la première cigarette et les premiers symptômes significatifs ? Environ vingt ans ! Arrêter de fumer, c'est réduire de moitié le risque de développer un cancer. Quant à l'alcool, lorsqu'il est associé au tabac, il agit comme une véritable bombe à retardement sur les cancers ORL ou en créant ses propres pathologies avec la cirrhose, notamment.

Si vous ne buvez pas et que vous ne fumez pas, si vous mangez équilibré et diversifié, si vous faites du sport deux fois par semaine et si vous évitez de vous exposer au soleil de façon prolongée ou inconsidérée, alors... bravo ! Mais ce n'est pas suffisant, car même si une bonne hygiène de vie diminue la probabilité de développer un cancer, elle ne constitue pas pour autant une assurance tous risques. Consulter régulièrement permet au médecin traitant d'agir en tant que premier maillon de la chaîne. En s'appuyant sur un examen clinique adéquat (interrogatoire du patient, palpation de ses organes et de ses ganglions) et sur les nouvelles techniques de dépistage, il sera en mesure, le cas échéant, de découvrir des signes dont vous ne soupçonniez pas l'existence ou la signification, ou que vous ne pouviez pas remarquer seul. Un foie trop gros, par exemple, ou un grain de beauté à l'aspect douteux situé dans le dos.

Le dépistage s'adresse à ceux qui sont en bonne santé tout comme à ceux qui présentent, de par leur âge ou leurs antécédents familiaux, des risques majeurs. Ce dépistage, ô combien utile, a pour but de déceler rapidement (et donc de traiter tout aussi rapidement) certaines tumeurs avant qu'elles ne dégénèrent (c'est le cas des polypes) ou même des cancers qui, dans ce cas, pourront être traités suffisamment tôt. Les frottis vaginaux, les radios, les coloscopies et les échographies (pour ne citer qu'eux) font partie de la panoplie dont disposent les médecins généralistes et les spécialistes pour vous soigner dans les meilleures conditions possibles. Nous vivons dans un pays où les actes médicaux sont accessibles à tous. Pourquoi nous priver de cette chance alors que tant d'autres, ailleurs, meurent dans des conditions effroyables, à défaut d'avoir pu être soignés ?

De son côté, la Sécurité sociale propose aux assurés sociaux des check-up gratuits tous les cinq ans. Ces check-up, réalisés en une demi-journée par des professionnels, sont personnalisés et modulés en fonction de votre âge, de votre sexe, de vos antécédents médicaux, de vos habitudes de vie, des examens que vous avez déjà réalisés et des signes dont vous vous plaignez.

Ces diverses mesures de prévention sont, en quelque sorte, le prix à payer pour votre tranquillité. Un prix qui, croyez-moi, n'est pas élevé comparé à la dette dont vous devrez vous acquitter pour faute d'impayés en matière de santé.

*
**

Pour en revenir à cette fameuse dengue... Quelque chose me dit qu'elle n'a rien à voir avec le véritable mal dont je souffre. Mon intuition, que j'utilise comme un radar, semble vouloir me mettre en garde. Je ne laisse pas tomber mon travail pour autant. Je me repose à la maison certes, mais je continue d'organiser mes

« réassorts » afin que les jeunes femmes qui constituent mon équipe puissent poursuivre les ventes sur la plage.

Pendant ce temps, la fièvre refuse de baisser.

Noël approche. Dans la nuit du 20 décembre 1997, des frissons et une douleur atroce aux cervicales me réveillent brusquement. Mathias dort à poings fermés. Je me lève péniblement pour aller aux toilettes mais je suis incapable de marcher. Pour garder un semblant d'équilibre, j'avance les jambes écartées. Au moment où je franchis la porte de la salle de bains, c'est la chute. Ai-je perdu connaissance ? Je ne m'en souviens pas. Peut-être s'agit-il d'un simple étourdissement. Il faut que je prévienne Mathias. Je veux me relever mais la peur de m'écrouler de nouveau m'en empêche. Par prudence, je préfère me déplacer à quatre pattes jusqu'à notre chambre. Une fois au pied du lit, je secoue mon fiancé :

– Mathias... Ça ne va pas du tout ! Je suis tombée, j'ai quelque chose de grave. Une tumeur à la tête ou bien une leucémie.

Pourquoi ai-je prononcé ce dernier mot ? Étant donné ma consommation de cigarettes pendant de nombreuses années, un cancer du poumon aurait été plus justifié. Mais « leucémie »... Mathias me réconforte. Pour quelle raison aurais-je « attrapé » un cancer ? Et pourquoi celui-là particulièrement ? Après tout, il a sans doute raison. J'en fais trop, je m'alarme pour pas grand-chose.

Le lendemain de ma chute dans la salle de bains, je suis encore plus mal en point que la veille. Je commence à m'inquiéter sérieusement. En effet, je ne constate aucune amélioration. Pire encore... Mes symptômes inexpliqués semblent s'accentuer de jour en jour. Je n'en peux plus !

Sur les conseils d'une de mes vendeuses, je consulte un autre médecin généraliste – formidable, paraît-il – qui travaille aux Antilles depuis une quinzaine d'années. Après m'avoir auscultée, la jeune femme en question – elle se prénomme Claire – se demande par quel miracle je tiens encore debout avec autant de fièvre et aussi peu de tension. Un détour par le laboratoire d'analyses médicales qui se trouve en face de son cabinet s'impose. Il n'y a plus de temps à perdre. Aussitôt dit, aussitôt fait ! Munie de mon ordonnance, je cours me faire faire la prise de sang recommandée dont les résultats seront communiqués à mon nouveau médecin en fin de matinée.

J'ai hâte de savoir de quoi je souffre. Rester dans le flou est le meilleur moyen d'envisager tous les scénarios catastrophe possibles et imaginables. Pour ma part, je me vois sans cesse tomber dans le coma. Si tel était le cas, qui s'occuperait de moi ? Et si je me trouvais dans ma voiture à ce moment-là, comment ne pas éviter l'accident ? Toutes ces interrogations sont source d'anxiété. Quand bien même on vous annoncerait le pire, le pire vaut mieux que l'ignorance, parce que quand on sait de quoi on souffre, on sait également pourquoi on se bat.

Encore inconsciente des conséquences que cette prise de sang va avoir sur mon avenir, je patiente tranquillement dans la salle d'attente, mon enveloppe à la main. Je sais que mon état de santé laisse à désirer mais je suis à mille lieues d'imaginer ce qui m'attend dans les prochaines heures.

Claire préfère s'occuper d'abord de la dernière cliente de la matinée pour me garder un peu plus longtemps dans son cabinet. Un quart d'heure plus tard, alors que je suis face à elle, Claire affiche un air perplexe à la lecture de mes résultats : le nombre de mes globules blancs, censés défendre mon organisme contre les infections de toutes sortes, est bien au-dessus de la moyenne requise. En revanche, mes globules rouges, qui eux servent à transporter l'oxygène vers mes tissus, sont au plus bas. Mais elle se reprend aussitôt pour m'annoncer d'un ton rassurant :

– Voilà... Les analyses ne sont pas bonnes. Surtout ne vous inquiétez pas. Il est encore trop tôt pour dire ce que vous avez. Je souhaiterais d'abord que vous vous rendiez le plus rapidement possible à l'hôpital de Fort-de-France où les médecins vous feront des examens complémentaires.

Mes analyses ne sont pas bonnes. J'avais donc raison ! J'aimerais en savoir plus mais Claire reste vague. Mon taux anormalement bas de globules rouges nécessite, d'après elle, une transfusion urgente. Me transfuser ? Mais pourquoi ? Je veux savoir ce que j'ai ! Claire joue la carte de la prudence. Pas question pour elle de faire un pronostic hâtif. Un médecin ne sait jamais comment un patient peut réagir à l'énoncé d'une phrase ou d'un mot qui pourrait prêter à confusion, surtout quand ce patient ne fait pas partie de sa clientèle habituelle.

Me sentant en confiance, je fais part de mon intuition à Claire.

– J'ai un cancer, n'est-ce pas ?

– Je n'ai jamais dit ça ! s'exclame-t-elle, surprise par tant de certitude.

– Alors, c'est le sida !

– Mais non... mais non, répond-elle calmement. Allez aux urgences de Fort-de-France. Là-bas, ils vous examineront de manière plus approfondie. Cela nous aidera ensuite à y voir plus clair.

En sortant du cabinet, je ne suis pas « nerveuse », je suis carrément stressée. On ne veut pas prendre parti mais ma petite voix intérieure me répète que c'est grave. Je risque de mourir. Je ne parviens pas à m'ôter cette idée de la tête. Mourir... Alors quitte à crever, autant que ce soit pour une raison valable. J'ai arrêté de fumer depuis quatre mois, tant pis, je m'y remets ! J'ai trop besoin d'une cigarette. De toute manière, je ne suis pas en état de me raisonner.

Je suis d'accord pour me rendre à Fort-de-France mais pas sur-le-champ. Je dois d'abord informer Véronique de mon prochain départ. Ma directrice se montre à la hauteur de la situation. Je n'ai pas à me faire de souci. Ma place sera gardée au chaud, quel que soit le temps que cela prendra. Je fais tout de même un saut rapide à l'atelier pour préparer les réassorts de mes vendeuses. Je ne peux pas les lâcher brutalement. Le boulot est déjà suffisamment prenant pour qu'elles n'aient pas, en plus, à s'occuper du réapprovisionnement de leurs paniers. Je remplis donc les caisses pour une semaine d'absence.

Ensuite, je file à la maison afin de prévenir Mathias (dans les bras duquel je m'écroule) et mes parents. On ne se parle plus mais là c'est sérieux et ils sont en Martinique depuis deux mois pour aider ma sœur à s'installer sur l'île. En effet, Myriam, qui a décidé de travailler avec moi, est sur le point de quitter notre Alsace natale pour déménager aux Antilles avec son mari et ses quatre enfants.

Je prépare rapidement mon sac dans lequel j'entasse une chemise de nuit, des vêtements de rechange, une brosse à dents, du lait hydratant pour le corps, des pièces de monnaie pour le distributeur et un paquet de fraises Tagada. Le sucré est un allié sur qui j'ai toujours pu compter en cas de pépin. Et des pépins, je risque d'en avoir. Ils me prennent tous pour une folle mais je suis certaine d'avoir un cancer. On ne me fera pas changer d'avis. Me retrouver seule à l'hôpital m'angoisse. Après tout, je pars vers l'inconnu. Que va-t-il se passer exactement ? Que va-t-on me dire ? Vont-ils me garder longtemps ? Je suis d'autant plus inquiète qu'à toutes ces questions s'ajoute un sentiment de frustration à cause de mes relations avec Mathias et ma famille, qui sont loin d'être satisfaisantes, je l'ai déjà dit.

Finalement, j'emporte le minimum. Pas même une peluche ou des livres. J'ai beau envisager le pire, je garde secrètement espoir de pouvoir rentrer à la maison le plus rapidement possible.

Claire a prévenu l'hôpital. Accompagnée de mes parents, j'arrive aux urgences de Fort-de-France le jour même en fin d'après-midi. La salle d'attente est bondée. Je me sens de plus en plus faible. J'attends mon tour allongée sur un brancard pendant un laps de temps qui me paraît interminable. Je patiente tout en cogitant. Je ne connais pas encore le diagnostic des médecins mais je rumine intérieurement. Si on m'annonce ce à quoi je m'attends, alors ce ne sera vraiment pas juste ! Je viens d'arrêter de fumer (enfin... presque), je ne me drogue pas, je ne bois pas. La vie saine que je mène depuis des années n'est-elle pas suffisante pour me protéger ?

*
**

Avec le recul, je pense que j'ai développé un cancer parce que mes cellules étaient atteintes, c'est vrai, mais aussi parce que j'étais fragile psychologiquement. Nos émotions sont parfois si douloureuses à exprimer que le corps prend la relève. J'étais mal dans ma vie mais je n'avais pas de mots pour le dire. La maladie m'a probablement aidée à concrétiser cet appel au secours que j'étais incapable de verbaliser. Je sais que la thèse selon laquelle un choc émotionnel jouerait un rôle dans la naissance d'un cancer fait l'objet de nombreuses controverses. Les médecins sont partagés entre un prudent « oui... peut-être » et un scepticisme plus narquois. Loin de moi l'idée d'affirmer que des traumatismes moraux provoquent, à eux seuls, des cancers. Néanmoins, je suis persuadée qu'ils peuvent, dans une certaine mesure, accélérer l'évolution de la maladie. Des études ont démontré que des souris soumises à un état de stress important avaient plus de risques de développer un cancer que les autres à cause, notamment, de la baisse de leurs défenses immunitaires. Les plus méfiants diront qu'il est facile de se retrancher derrière cet argument pour justifier son malheur et que la « psyché », que l'on cuisine de nos jours à toutes les sauces, est le coupable idéal. Peut-être n'ont-ils pas complètement tort d'insister sur le fait qu'à force de vouloir tout expliquer, le malade finit par se sentir responsable de son cancer. Mais peut-être n'ont-ils pas complètement raison d'exclure la sphère émotionnelle dont on sait, tout de même, à quel point elle conditionne beaucoup d'actes de notre vie.

C'est pourquoi je pense – et cela n'est qu'une opinion, pas une prescription – qu'en cas de grand traumatisme dans son existence, il n'est pas mauvais de consulter un psychothérapeute. Sans aller jusqu'à l'analyse, la psychothérapie d'accompagnement peut vous aider à évacuer votre mal-être, votre souffrance et éviter ainsi que votre corps ne subisse les conséquences du désespoir solitaire, du mutisme et du repli sur soi.

*
**

Quand on m'apprend que je vais devoir passer la nuit à l'hôpital (le bilan de la prise de sang effectuée aux urgences n'est guère plus encourageant que celui du laboratoire d'analyses médicales), j'en profite pour questionner les médecins. Alors ? C'est grave ? Une fois de plus, j'obtiens la même réponse : il faut faire des examens complémentaires... Oui je sais, merci ! Sur le coup, cette prudence excessive m'exaspère. Je la comprends beaucoup mieux aujourd'hui.

L'annonce d'un cancer suscite toujours un réel choc émotionnel. C'est pourquoi les médecins s'entourent d'un maximum de précautions avant de se prononcer. Lorsque la suspicion est éveillée (que ce soit du côté du généraliste ou du spécialiste consulté), il y a fort à parier que, suivant les organes en cause, vous passiez par une phase où les tests vont se succéder afin d'écarter, tant que faire se peut, toute erreur de jugement. Les tests commencent en général avec une prise de sang qui se révèle être un bon indicateur de l'état général du patient tant cet examen comporte d'informations précieuses : numération formule sanguine (taux de globules blancs, de globules rouges et de plaquettes), taux de graisse, taux de sucre, bilan rénal, bilan hépatique, etc. Avec les résultats obtenus ou parallèlement à la prise de sang, le médecin vous prescrira : une radio pulmonaire, une mammographie, une urographie (reins, urètre, vessie), une hystérographie (utérus), une échographie, une IRM (imagerie par résonance magnétique), une scintigraphie, une endoscopie ou un scanner... selon les cas.

Ne soyez pas affolés par ces noms étrangers à votre vocabulaire. Et demandez qu'on vous explique en quoi consistent ces divers examens. Les médecins ne se rendent pas toujours compte de l'angoisse dans laquelle vous plonge une investigation médicale inconnue. Et quand on panique déjà à l'idée d'avoir telle ou telle maladie, il est inutile de rajouter un stress supplémentaire. Votre généraliste (surtout lui) saura vous rassurer. Mieux vaut le questionner, lui, que d'écouter les ragots de salon de coiffure où certaines clientes (ou clients) transforment une IRM, par exemple, en épouvantail. Oui, l'IRM fait du bruit, mais on vous met un casque. Et vous n'êtes pas enfermé « comme dans un cercueil » ! Vous avez juste un appareil assez près du corps. Et si vous signalez à l'avance que vous êtes « claustrophobe », on peut vous prescrire un anxiolytique. J'insiste sur ce point car nombre de patients reculent de mois en mois la date de certains examens (la coloscopie, par exemple, aujourd'hui sous anesthésie) uniquement parce qu'ils ont été mal informés, par des non-professionnels. Pendant ce temps-là, s'il y a une maladie, elle progresse...

Cette période de tests n'est pas toujours facile car elle génère de l'attente. Elle peut aussi susciter des craintes. Certains patients ne supportent pas les prises de sang, d'autres appréhendent de se retrouver dans un scanner sans pouvoir bouger. D'autres encore ont tout simplement l'angoisse de souffrir, quel que soit l'examen pratiqué, parce qu'ils ont déjà expérimenté l'épreuve de la douleur auparavant. Cette étape reste néanmoins indispensable pour que le médecin vous oriente par la suite vers le spécialiste ou la structure de soins adéquate avec lesquels il coordonnera votre prise en charge.

Donc, l'IRM est indolore. L'échographie et le scanner aussi. Ces examens permettent de voir l'intérieur de l'organisme sans y faire pénétrer le moindre instrument chirurgical, le souci étant d'agresser le moins possible le patient. Chacune de ces investigations cerne un organe mieux qu'un autre et aide à visualiser une partie de cet organe de manière distincte. Les caractéristiques observées n'étant pas les mêmes, il est parfois intéressant d'effectuer ces trois contrôles à la fois. En fait, tout dépend de ce que recherche le médecin en les prescrivant. Pour le cerveau, ce sera le scanner et l'IRM. Pour le foie, on privilégiera l'échographie et le scanner. Pour la recherche des cancers digestifs et pulmonaires, l'endoscopie sera l'examen de référence. Cet examen (souvent préconisé pour étudier les organes creux comme le tube digestif, les poumons ou la vessie) est différent des autres car il est nécessaire, pour l'effectuer, de pénétrer dans le corps au moyen d'un tube flexible muni de fibres optiques. En cas de tumeur, on pourra à la fois examiner l'organe touché et en prélever un fragment. C'est ce qu'on appelle alors une biopsie. Ce prélèvement de cellules tumorales peut également se faire sous la forme d'une ponction qui consiste à prélever une certaine quantité de liquide (moelle osseuse) ou de tissu au moyen d'une aiguille appelée trocart que l'on introduit dans l'organe à ponctionner. Précisons que cela se pratique sous anesthésie, locale ou générale.

Libre au patient d'effectuer ces examens seul ou avec une personne de son choix s'il préfère être accompagné. La deuxième solution peut se révéler utile surtout lorsqu'une anesthésie entre en jeu (il est alors déconseillé de repartir sans chaperon, surtout si l'on doit prendre le volant) ou lorsque les résultats sont donnés tout de suite après l'examen, ce qui est le cas des IRM ou des scanners. Si l'on devait vous annoncer une mauvaise nouvelle, ce soutien ne serait pas de trop.

Il est important de garder tous les clichés et tous les bilans que vous aurez effectués. En effet, ils vous seront demandés en cas d'hospitalisation, tout comme la lettre de recommandation de votre généraliste qui, durant toute la durée de votre traitement et même au-delà, restera le pivot de l'organisation de vos soins.

*
**

Après une nuit passée à l'hôpital de Fort-de-France, la présence de mes parents le lendemain matin me remonte le moral. Ils me soutiennent en l'absence de Mathias qui, pour rendre service à Véronique, est parti chercher ma remplaçante à l'aéroport. J'essaie de plaisanter et lance à la cantonade, histoire de dédramatiser :

– Puisque je suis fatiguée, je vais profiter de mon séjour à l'hôpital pour me reposer !

Car fatiguée, je le suis... et pour de vrai. Le médecin qui passe me voir dans la matinée me demande comment je vais. Eh bien... Ce n'est pas la forme olympique. Il hoche la tête quand je lui fais remarquer que mes gencives saignent. Globules blancs en surnombre, globules rouges paresseux, gencives enflammées... C'est bien ce qu'il pensait. Dernière précaution avant que le verdict tombe : je vais devoir me soumettre à l'épreuve de la ponction de moelle.

Ponction de moelle ? Qu'est-ce que c'est ? Sur le moment, on ne me fournit aucune explication, si ce n'est que la manipulation sera peut-être douloureuse à cause de l'aiguille que l'on va enfoncer dans mon thorax (dans l'os du sternum, plus exactement) pour prélever une petite quantité de moelle. Le médecin clôt le chapitre en affirmant que je n'ai aucune inquiétude à avoir. On va m'enfoncer une aiguille dans le thorax mais je n'ai aucune inquiétude à avoir ? Non ! Je ne veux pas ! Je ne veux rien faire ici, je veux rentrer en France ! On ne tient pas compte de mes récriminations. Mes parents sont priés de quitter la chambre. Ensuite, tout va très vite. Des infirmiers et des aides-soignants arrivent en renfort pour me tenir les bras pendant que l'on désinfecte mon buste à l'aide d'une compresse avant de me piquer sauvagement. Je hurle de douleur. J'ai l'impression qu'on me brise les os à coups de marteau. J'ai dû avoir affaire à un maladroit car, en général, cela se passe en douceur. Heureusement, par la suite, les autres ponctions (dont les myélogrammes, c'est-à-dire des ponctions de contrôle qui définissent avec certitude si les cellules cancéreuses ont disparu) que j'aurai à subir se dérouleront dans d'excellentes conditions.

Quelques heures plus tard, le médecin est de retour avec les résultats de mon prélèvement. Entre-temps, mes parents sont revenus dans ma chambre et, grâce à leur présence, j'ai pu me remettre de mes émotions. Pas pour très longtemps puisque j'apprends que je suis victime d'une maladie grave.

– Une maladie grave, me dit le médecin, mais qui...

Je ne lui laisse pas le temps de terminer sa phrase. Je lui lance droit dans les yeux :

– C'est une leucémie !

Il ne cache pas son étonnement. Il est rare qu'un patient se montre aussi perspicace. Mon intuition lui facilite grandement le travail. En effet, il n'est jamais facile d'annoncer une telle nouvelle, même si, pour beaucoup de médecins, il n'y a pas à tergiverser : le patient a le droit de savoir la vérité. Mais quelle vérité ? Celle qui liste scientifiquement les faits ou celle qui arrondit les angles ? Il y a, au sein des médecins, les partisans des explications franches, claires et nettes, et les partisans d'un éclairage plus modéré. Pour ma part, j'ai l'intime conviction qu'il ne faut rien cacher, ni au malade, ni à ses proches.

Pour autant, il ne s'agit pas d'asséner un verdict tel un couperet, même s'il existe des patients qui exigent sur-le-champ une transparence totale. Mettre les formes, c'est choisir les bons mots au bon moment selon la personnalité des malades. Tous ne peuvent pas forcément intégrer tout de suite la totalité du message qui leur est délivré. Faut-il systématiquement prononcer le mot « tumeur », que certains interpréteront comme « tu meurs » ? Le patient va-t-il s'effondrer ou encaisser sans broncher ? En fait, toute la difficulté pour les médecins réside dans l'anticipation de la réaction du patient. Tâche délicate, s'il en est...

Mes soupçons sont donc confirmés. Je souffre d'une leucémie, c'est-à-dire d'un cancer du sang dû à un dérèglement de la moelle osseuse qui n'est plus capable de produire normalement les globules blancs, les globules rouges et les plaquettes (le rôle de ces dernières étant de coordonner la coagulation du sang).

La leucémie n'est qu'une des centaines de formes de cancer aujourd'hui recensées. Le dénominateur commun de tous ces cancers réside dans une production anarchique des cellules cancéreuses (appelées blastes dans le cas de la leucémie) qui envahissent et détruisent petit à petit les cellules saines.

De quelle manière ces cellules s'organisent-elles pour donner naissance à un cancer ? Petit rappel : les cellules, réparties par groupes spécifiques (cellules musculaires, cellules nerveuses, cellules osseuses, etc.), sont les plus petites structures vivantes de notre organisme puisqu'elles ne mesurent, en moyenne, qu'un dixième de millimètre. Leur durée de vie dépend de l'organe auquel elles appartiennent et de leur rôle au sein de cet organe. La cellule cancéreuse, elle, préfère faire bande à part et s'isoler du groupe pour échapper à la mort et se reproduire à son rythme, c'est-à-dire de manière effrénée, d'abord en se divisant en deux. Les deux cellules ainsi formées vont elles-mêmes se diviser pour en produire quatre autres qui vont elles-mêmes se diviser pour en produire huit autres et ainsi de suite jusqu'à atteindre une quantité suffisante pour créer une grosseur qui, petit à petit, va croître et donner une tumeur.

Au début, les cellules cancéreuses, bien qu'en marge du reste du groupe, prolifèrent sur leur territoire de naissance. Mais au bout d'un certain temps (quelques semaines, un an, deux ans…), ces cellules, poussées par le besoin de grandir et de se nourrir, vont rompre la membrane qui les sépare des autres organes afin de s'échapper et de coloniser les voisins, proches ou lointains. Ces cellules migrantes sont appelées métastases. Circulant par l'intermédiaire du sang, elles ont la faculté de développer dans d'autres organes des tumeurs identiques à la tumeur de départ. Ainsi, si les cellules cancéreuses d'un cancer du poumon voyagent jusqu'au cerveau pour s'y greffer, la ou les métastases du cerveau réagiront aux mêmes traitements que ceux utilisés pour le cancer d'origine. Même chose pour un cancer du côlon dont une ou plusieurs métastases se greffent au niveau du foie.

Quand on sait qu'un être humain possède soixante mille milliards de cellules de deux cents types différents, il est facile d'imaginer avec quelle rapidité le cancer peut se propager quelquefois. D'où l'impérieuse nécessité de le soigner tout de suite, et sérieusement.

*
**

La révolte ! C'est mon premier sentiment face à l'annonce de ma leucémie. Comme beaucoup de gens, j'associe le cancer à la mort. Et encore une fois, c'est une association à ne pas faire d'emblée si l'on veut se mettre en condition pour lutter. Certes, je l'ai dit, cette saloperie est une des grandes causes de mortalité mais tout le monde n'en meurt pas. La médecine a fait des progrès considérables dans ce domaine et particulièrement pour ce qui concerne la leucémie avec l'utilisation de nouvelles molécules comme le Glivec, qui semble donner des résultats plus qu'encourageants. En stoppant la multiplication des cellules cancéreuses sans toucher aux cellules saines, ce médicament permet de vivre avec le cancer sur une durée plus longue et de façon plus confortable. La chimiothérapie, quant à elle, a évolué ces dernières années. Grâce à des traitements plus ciblés, les effets secondaires sont atténués et donc plus supportables. La chirurgie, de son côté, n'est plus aussi mutilante qu'avant.

Désormais, elle soigne mais elle répare également. Je pense notamment au cancer du sein, lorsqu'une ablation s'impose. Mais on peut, après un laps de temps exigé par la convalescence, avoir recours à une chirurgie plastique – prise en charge par la Sécurité sociale – et se retrouver avec une poitrine plus belle que celle du passé !

L'imagerie médicale n'est pas en reste puisque le Pet-Scan est un nouvel appareil dont les performances en matière de dépistage sont très intéressantes. À l'aide d'un seul examen et sans rayons, le Pet-Scan peut visualiser la zone touchée et détecter la localisation de métastases de façon précise. À long terme, cet appareil pourrait remplacer les machines plus classiques. Malheureusement, le Pet-Scan est onéreux et seuls quelques centres en possèdent.

Quoi qu'il en soit, je suis outrée. Pourquoi moi ? J'ai trente ans, je n'ai pas envie de crever, c'est dégueulasse. Je n'ai rien fait de mal. Je suis encore jeune, je n'ai pas d'enfants, je ne suis pas mariée, j'ai une vie à bâtir. Pour quelle raison veut-on m'empêcher de la construire ? Face à ma colère, le médecin me propose des calmants. Mais je m'en fous, moi, de ses calmants ! Je ne prendrai aucun médicament. J'en veux à la Terre entière. Je me sens trahie par mon corps. Est-ce que j'ai été si méchante qu'il veuille ainsi me punir ? Encore une erreur à ne pas commettre. Son corps, il faut savoir s'en faire un allié, un compagnon de lutte, il faut l'apaiser, le chouchouter... On apprend cela au fil des soins, mais mieux vaut le savoir tout de suite.

Mes parents sont effondrés, ils n'y croient pas. Il doit y avoir une erreur quelque part. Leur fille ne peut pas « partir » avant eux. Encore cette obsession de la mort a priori. Mauvais...

Plusieurs questions m'obsèdent : si mon sang est infesté de cellules cancéreuses, comment vont-ils faire pour le nettoyer ? Vont-ils me « vider » entièrement ? Et par où ? Ai-je une chance de guérir ? Comment annoncer cette maladie aux autres membres de ma famille ? De quelle manière Mathias va-t-il réagir ? Beaucoup de choses m'échappent. Je suis tellement anéantie que je ne saisis pas tous les propos du médecin qui tente de me préparer à ce qui m'attend. D'ailleurs, je l'écoute à peine. Heureusement que mes parents sont là pour amortir le choc. Je ne suis pas seule pour affronter ce véritable raz de marée.

Être accompagné lors des consultations qui suivent les examens complémentaires permet souvent de ne pas se sentir trop débordé, de pouvoir se raccrocher à l'autre, d'avoir un soutien à portée de main, au cas où...

L'annonce d'un cancer est un événement crucial auquel chacun « répond » à sa manière, selon sa personnalité, son histoire et ses connaissances médicales. Raison pour laquelle, sans doute, il n'y a pas de réaction type. Dans le domaine de l'humain, tout est possible. Je pense spécialement au patient qui change d'attitude dans les jours qui suivent le diagnostic. Les proches doivent être très sensibles à cette phase où le malade, après avoir paniqué, peut tout à coup se montrer d'un calme olympien, ou bien, après avoir fait preuve d'une grande maîtrise de lui-même, brutalement s'écrouler. Mieux vaut être préparé à ces revirements de comportement fréquents.

La gamme d'émotions quand on apprend qu'on a un cancer est large. Elle va de la sidération (le malade ne réagit pas) à la colère (le malade s'insurge), de la culpabilité intense (le malade s'accuse) au déni (le malade ne se sent pas concerné). Certains veulent savoir tout et tout de suite. D'autres se montrent plus passifs.

Certains vont penser que deux avis valent mieux qu'un. D'autres vont tenter de se rassurer en pianotant à outrance sur Internet ou en choisissant comme livres de chevet des ouvrages spécialisés. Prudence ! Il est toujours facile de lire ce qui nous arrange, avec les dérives que cela comporte. Bon nombre d'informations médicales ne peuvent être correctement assimilées qu'avec un minimum de connaissances appropriées. Le néophyte a toutes les chances de mal interpréter les données qui lui sont communiquées et donc de faire des contresens qui peuvent, dans les cas extrêmes, le rendre méfiant à l'égard du corps médical. Il existe des malades qui se mettent carrément en danger en décidant de se traiter eux-mêmes après avoir lu dans tel témoignage : « Comment j'ai guéri mon cancer par les plantes » ! Je ne dis pas que certains traitements « d'accompagnement » ne puissent pas se révéler bénéfiques mais, soyons clairs, un cancer ne disparaît pas sous les mains d'un guérisseur ou avec de la poudre de perlimpinpin. Si le fait de voir un magnétiseur ou même un guérisseur peut soulager vos maux, voire simplement alléger votre angoisse, pourquoi pas ? *Mais à la condition expresse de ne rien abandonner des examens qu'on vous réclame et des traitements qu'on vous impose.* Au cours des nombreux séminaires auxquels j'ai assisté, on m'a cité le cas d'une femme qui refusait de se faire enlever l'utérus malgré la demande insistante de son gynécologue. Les hémorragies se multipliaient pourtant et un utérus fibromateux peut souvent dégénérer. La dame avait quarante-cinq ans, et trois enfants. Ce n'était donc pas la peur de ne plus pouvoir être mère qui motivait son refus de l'opération : c'était la crainte de « n'être plus une femme » et de voir s'éloigner son mari. Encore des ragots sans fondement ! Elle s'est donc fait traiter par un « docteur miracle », sans diplômes mais habile en promesses. Résultat : cancer avancé, intervention en urgence, et elle a failli y passer.

En matière de cancer, chaque cas est unique. Beaucoup d'éléments « intimes » entrent en ligne de compte dans le succès des traitements : précocité du diagnostic, localisation du cancer, état de santé général et âge du patient, antécédents personnels et familiaux, mode de vie. Les médecins doivent donc se montrer prudents. C'est pourquoi chercher à tout prix à entendre ce que l'on veut entendre, à savoir que ce n'est pas grave et qu'on va s'en sortir aisément, peut se révéler extrêmement dangereux.

Aussi, multiplier les consultations – même strictement médicales – dans l'espoir de dénicher la perle rare qui vous promettra le miracle est à mon avis un leurre. Un médecin est avant tout un être humain, pas un sorcier ! Il ne possède pas de pouvoirs magiques censés soulager la Terre de tous ses maux. Préférez aux chanteurs de berceuses les praticiens responsables qui vous mettront en face de vos propres responsabilités. Pour qu'une relation de confiance s'instaure, il faut être deux à jouer le jeu. L'alchimie ne prendra que si vous êtes partie prenante et que vous participez aux échanges.

Et si vous vous sentez en sécurité avec votre médecin traitant et votre cancérologue, acceptez de vous en remettre à eux sans pour cela oublier de vous intéresser à ce qu'ils vous racontent. C'est de vous qu'il s'agit, pas d'une autre personne !

Je sais... Les soins annoncés ne sont pas faits pour rassurer : chirurgie, chimiothérapie, radiothérapie, immunothérapie. Ces termes, à eux seuls, suscitent la panique. Pourquoi, dans ce cas, ne pas noter par écrit les questions que vous vous posez ? Même si ces questions vous paraissent stupides ! Un malade qui cherche à comprendre les effets de son traitement n'est jamais stupide. Au besoin, faites répéter plusieurs fois. Le médecin se doit de vous fournir une information appropriée, compréhensible, avec un vocabulaire accessible. Êtes-vous sûr d'avoir tout enregistré ? N'hésitez pas, si besoin est, à reformuler vous-même les réponses fournies ou à demander qu'on vous fasse un dessin.

N'ayez pas peur de déranger le ou les médecins qui s'occupent de vous. Ils ne font pas partie des divinités inaccessibles, et leur rôle ne s'arrête pas à la mise en place du protocole approprié. L'écoute du malade est au moins aussi importante que le choix du traitement en lui-même. Ne craignez pas de vous confier à eux (à condition, je le répète, d'être parfaitement à l'aise dans cette relation malade-médecin), de leur faire part de vos doutes, et de vos souhaits, aussi. Les médecins, tout comme les infirmières d'ailleurs, vous seront d'un grand secours en vous guidant dans l'organisation de votre séjour à l'hôpital, et dans le suivi de votre cas.

Cela dit, mal supporter l'annonce d'un cancer n'entame en rien les chances de guérison. Laissez-vous le temps d'accepter l'idée de devoir faire une parenthèse dans votre vie. Personne ne vous presse. Personne ne vous demande de faire bonne figure. Dans une société où il est de bon ton d'être rentable et performant – je me dois d'être un bon parent, un bon conjoint, un bon employé – il ne manquerait plus qu'on vous demande, en plus, d'être un malade parfait ! Si le cancer rendait heureux, ça se saurait ! Alors inutile de vouloir garder le sourire à tout prix. Oubliez la médaille du mérite. Vous avez le droit de vous sentir largué, paumé, déboussolé, agressif, perdu, angoissé, démoralisé... Pendant combien de temps ? Là encore, tout dépend de vous et de votre capacité à vous adapter. Certains sont rapides, d'autres pas. À chacun son rythme.

Vos proches, eux aussi, ont du mal à s'y faire ? Aidez-les en communiquant le plus simplement possible avec eux, comme vous aviez l'habitude de le faire auparavant. Se renfermer sur soi-même, c'est prendre le risque de s'isoler. Ne vous privez pas de la chance que vous avez d'être entouré. Parlez à vos proches qui n'ont pas forcément le mode d'emploi de vos émotions. Vous avez besoin d'être seul ? Dites-le ! Vous avez besoin de leur présence ? Dites-le ! Vous souffrez ? Dites-le ! Vous êtes inquiet ? Dites-le ! Vous aimeriez un peu plus de proximité de leur part ? Dites-le ! Vous avez l'impression qu'on vous étouffe ? Dites-le ! Garder le silence ou faire semblant est une attitude propice aux malentendus. Le cancer bouscule violemment nos repères. Qui peut savoir ce qui se passe en vous ? Qui peut savoir quelles sont vos craintes et quels sont vos espoirs si vous ne les formulez pas ? Ne demandez pas à vos proches de deviner vos pensées. Osez vous exprimer.

Quant à « ces proches », eux aussi doivent se pencher sur le réconfort mode d'emploi. Nous en reparlerons. Pour l'instant, c'est de vous, et de vos propres réactions, qu'il s'agit.

*
**

Ma leucémie nécessite un isolement rapide. En effet, la chute brutale de mes défenses immunitaires m'expose à des infections en tout genre. Je dois désormais quitter la Martinique au plus vite car, ici, les hôpitaux ne sont pas équipés de véritables chambres stériles censées me protéger des microbes ou des virus qui pourraient me contaminer. L'institut Gustave-Roussy de Villejuif, spécialisé dans la lutte contre le cancer, accepte de me prendre en charge dès qu'il y aura une place libre. Le médecin de Fort-de-France se montre adorable à mon égard. Il va faire son possible pour que je puisse rentrer en France dans les meilleurs délais. Plus on traite tôt, plus on guérit tôt ! Car on en guérit, il me l'affirme. À en croire l'expérience de ce praticien, beaucoup de cancéreux s'en sortent.

Alors qu'il essaie de me réconforter, je le fixe, silencieuse. J'ai la nette impression qu'il enjolive la réalité pour faire passer la pilule...

À présent, je suis bien placée pour affirmer que ce médecin avait raison lorsqu'il affichait son optimisme. Je mentirais si je disais que tous les cancers ont des pronostics favorables. Il y a un siècle, on soignait seulement vingt pour cent des malades. De nos jours, sur les deux cent quatre-vingt mille cancers dépistés chaque année, cinquante pour cent sont guéris. Pour certains, le taux avoisine les cent pour cent. D'autres, en revanche, sont plus résistants et réagissent moins bien aux traitements actuels.

Ces généralités ne doivent pas nous pousser à les étiqueter, ni à les comparer. Beaucoup de malades ne peuvent s'empêcher de faire référence à Untel ou Untel qui a eu un cancer semblable au leur, et auquel il n'a pas survécu. Mais vous n'êtes pas Untel ! Et aucun cancer n'est semblable à un autre. Vous êtes une personne singulière, qui vit une maladie singulière. Et même si les statistiques laissent à penser que pour tel ou tel cancer il y a quarante pour cent d'échecs, pourquoi ne feriez-vous pas partie des soixante pour cent restants ?

*
**

Une leucémie... En chambre stérile... Quitter la Martinique... Mon moral est sonné ! J'ai peur d'être éloignée de mes parents et qu'ils souffrent à cause de moi. De leur côté, ils éprouvent un sentiment d'injustice terrible. Pourquoi leur fille et pas eux ? Personne ne peut répondre à cette interrogation. Et personne ne devrait avoir à supporter un tel poids sur la conscience. Quand bien même le malade aurait eu des conduites à risques, il est inutile de se lamenter sur son sort en se répétant : « Ah... si j'avais su » ou d'incriminer le médecin qui n'aurait pas fait son travail. Diagnostiquer un cancer n'est pas la première chose à laquelle va penser votre généraliste si vous lui faites seulement remarquer que vous avez mal ici ou là. De toute façon, ce qui est fait est fait. Le plus urgent à présent est de mobiliser ses forces pour l'avenir et ces forces sont trop précieuses pour qu'on les gâche en ruminant le passé.

Je ne supporte pas d'assister, impuissante, au désarroi de mon père et de ma mère. Leur peine agit sur moi comme un électrochoc. J'ai une leucémie ? D'accord ! Mais ça ne m'empêchera pas de me battre. Cette saloperie ne me bouffera pas. Je ne peux pas laisser papa et maman derrière moi. Les voir pleurer dans mes bras me bouleverse. Si je meurs, je les tue. Je n'ai pas le droit d'être égoïste. D'autant qu'une place vient de se libérer à l'institut Gustave-Roussy de Villejuif. C'est presque un miracle, paraît-il. L'institut, dont la réputation n'est plus à faire, a une capacité d'accueil de quatre cents lits, la plupart du temps occupés. Mon départ de Fort-de-France est prévu pour le lendemain. Mathias ne peut pas prendre le même avion que moi. Il est complet mais il reste des places disponibles pour le vol suivant.

Pas facile de rentrer en métropole lorsqu'on a vécu sous d'autres latitudes pendant quatre ans. Nous sommes au mois de janvier. À Paris, il fait froid et je n'ai que des vêtements d'été. Je n'ai pas envie d'effectuer ce voyage, mais je n'ai pas le choix. Je pars demain matin, donc.

Mais le combat commence aujourd'hui.

Chapitre 2

SOS MALADE EN DÉTRESSE

Ce matin de janvier 1998, je débarque à l'aéroport Charles-de-Gaulle parée de ma blouse blanche d'hôpital et de mes tongs, derniers vestiges de ma vie au soleil. Assise sur ma chaise roulante, je n'ai en tout et pour tout, comme bagage, que ma petite valise dans laquelle Mathias a glissé quelques vêtements propres. Le médecin qui s'est occupé de moi dans l'avion me pousse vers l'ambulance qui doit me conduire à l'institut Gustave-Roussy. Je pense à tous ceux que j'ai laissés derrière moi et qui me rejoindront plus tard. Je pense à Mathias, d'abord, qui depuis le début se montre d'une bienveillance rare. Je pense à mon frère Thierry et à ma sœur Myriam qui doit être terriblement déçue de la tournure qu'ont prise les événements. Elle qui avait fini par vendre sa maison en Alsace pour me rejoindre aux Antilles avec son mari et ses quatre enfants... Mes pensées vont également vers mes parents qui s'occupent des dernières formalités sur place.

Ce petit tour d'horizon me réconforte. Je sens que le moral revient. Après être passée par une phase quelque peu morbide où j'en étais presque à scénariser mon enterrement, je suis décidée à mettre les bouchées doubles pour guérir. Les sept heures de voyage entre la Martinique et la France m'ont été salutaires. Allongée sur un brancard, j'ai eu tout le loisir d'élaborer mon plan d'attaque dans l'avion. J'ai un cancer. J'accepte la donne. À moi de savoir si je suis prête à relever le défi. À bien y réfléchir... je le suis ! Je ne veux pas faire de mal à mon entourage en lui causant un chagrin trop lourd. J'aime ma famille, j'aime mon fiancé. Je ne veux pas les abandonner. Et puis j'ai des rêves plein le cœur. J'ai toujours cru aux contes de fées. Un prince charmant... Un beau mariage... Des enfants... Je garde espoir de façonner mon avenir à la mesure de mes aspirations les plus profondes. J'ai droit au merveilleux et je suis prête à tout pour obtenir ma part du gâteau.

Pourtant, j'ai beau me secouer et me raccrocher à mes certitudes, je ressens un vide profond lorsque le médecin qui m'a rapatriée de Martinique me dépose dans le service des prises de sang de l'institut Gustave-Roussy. Le bâtiment, situé à Villejuif, est froid et imposant. Son parking l'est tout autant. On se croirait sur une aire de centre commercial. Le sol est jonché de mégots. Et pour cause... C'est ici, dehors, que bon nombre de patients et de visiteurs viennent calmer leur anxiété en fumant une cigarette.

La renommée de l'institut n'est plus à faire. L'établissement est reconnu pour sa capacité à apporter au patient un ensemble de compétences hors pair qui vont du diagnostic au traitement en passant par les soins complémentaires.

Pour l'instant, je suis désespérément seule. Mes parents ne seront là que dans trois jours. Mathias n'atterrira pas avant ce soir. Quant à mon accompagnateur, il est parti, me laissant au beau milieu d'une salle d'attente après m'avoir souhaité bon courage.

Tassée dans mon fauteuil roulant, je me sens perdue. Vers qui me tourner ? Quand va-t-on s'occuper de mon cas ? Le personnel soignant a-t-il été prévenu de mon arrivée ? Des infirmières et des médecins passent et repassent devant moi mais je n'ose pas les importuner. Que va-t-il se produire, maintenant ? J'entends une voix dans un micro appeler les patients les uns après les autres : « Monsieur Martin, box numéro un. Madame Dupont, box numéro deux... » Entourée de malades chauves qui attendent leur tour, perfusions aux bras, je ne sais quelle attitude adopter. Demander de l'aide ? Patienter encore et toujours ? Les gens autour de moi ont l'air triste. Ils sont tous pâles. Vais-je leur ressembler ? Avec mon teint encore hâlé et mes cheveux longs, je fais office d'extraterrestre. Les malades doivent se demander ce que je fais, ici, chez eux et parmi eux. Personne ne m'adresse la parole. On m'a certainement oubliée. Les appels se succèdent avec la même cadence mais toujours pas de *Mademoiselle Marquay* dans le micro. Comme j'aimerais que quelqu'un vienne à ma rencontre, ne serait-ce que pour me dire deux mots ! Je regarde autour de moi avec l'impression d'avoir été larguée sur une autre planète.

Soudain, je m'effondre. La solitude et la peur de l'inconnu m'oppressent trop. Je pleure à chaudes larmes. Par chance, un homme s'arrête à ma hauteur. Un patient ou un visiteur, je ne sais plus.

– Que vous arrive-t-il, mademoiselle ?

Émue par tant de sollicitude, je lui confie aussitôt mon désarroi.

– J'arrive de Martinique. J'ai une leucémie, je ne sais pas ce que je dois faire ni à qui m'adresser.

Mon « sauveur » interpelle alors un médecin et lui explique mon cas. Numéro de ma chambre ? Mais je n'ai pas de chambre... Mon dossier ? Mais je n'ai pas de dossier... Le médecin, étonné, me conseille un détour par le bureau des admissions. L'attente recommence jusqu'à ce qu'on me reçoive derrière un guichet. Je présente ma carte de Sécurité sociale. Quant à ma mutuelle... eh bien... Je n'en ai pas. Cette négligence va me coûter cher car le forfait hospitalier instauré il y a plus de vingt ans pour régler une partie des frais hôteliers (hébergement, restauration et entretien des chambres) n'est pas remboursé puisqu'il concerne des prestations non médicales. Plusieurs mois d'hospitalisation à raison de dix euros par jour de ma poche (quinze euros aujourd'hui), je vous laisse faire le total. Grâce à mes parents et à la reprise rapide de mon travail, j'ai pu ensuite rembourser mes dettes mais on ne peut pas toujours compter sur une activité professionnelle ou sur les autres. Sans mutuelle, le forfait hospitalier est alourdi par les compresses, les désinfectants et autres médicaments dont le malade a besoin après le traitement. Donc attention ! Même si vous semblez en pleine forme, ne négligez pas ce complément d'assurance maladie.

Les personnes qui se trouvent dans une situation financière précaire peuvent faire appel à l'assistante sociale de l'hôpital qui les suit. À la disposition de tous (des patients comme de leurs proches), elle vous aidera à résoudre vos problèmes, qu'ils soient d'ordre financier, professionnel, social ou familial.

Au bureau des admissions, je me sens ridicule. Comme anéantie. Remplir un simple formulaire me demande un effort insurmontable. Ne serait-il pas plus humain de laisser de côté la paperasserie le temps que le patient s'acclimate à son nouvel environnement ? Quand on est souffrant, se plier aux démarches administratives se transforme souvent en cauchemar pour peu qu'on ne soit pas en possession du papier X ou Y. Un hôpital est une grosse machine qu'on ne peut pas gérer sans dossiers, mais ces dossiers ne pourraient-ils pas être constitués au calme, dans les chambres, afin d'éviter aux malades des contraintes supplémentaires ?

Retour dans la salle des prélèvements. Grâce au document que j'ai déposé dans un casier prévu à cet effet, on m'appelle enfin pour faire une prise de sang. Une infirmière remplit quelques tubes dont chacun des bouchons correspond à une analyse particulière, avant de me demander gentiment de patienter de nouveau dans la salle d'attente. Quelqu'un viendra me chercher.

Quelques minutes plus tard, je suis conduite au huitième étage, dans le service d'hématologie du Dr Bourhis. Ce trajet, pourtant rapide, me chamboule un peu plus. La plupart des gens que je croise dans l'ascenseur sont chauves, eux aussi. Certains, atteints du cancer du larynx, ont subi une trachéotomie et ont un trou béant dans la gorge. Je suis effrayée par cet univers étrange. Hier encore j'étais aux Antilles, sous le soleil des tropiques. Aujourd'hui, je débarque sur une planète infernale dont je n'ai pas le code d'accès. Dites-moi que je fais un cauchemar ! Oui, c'est ça... Je suis certainement en train de faire un cauchemar. Je vais me réveiller et réaliser que ce qui m'arrive n'est pas vrai. Hélas...

La chambre stérile dans laquelle je pénètre est bien réelle. Mon système immunitaire n'étant pour le moment plus capable de fonctionner correctement, je suis devenue une proie facile pour tous les agents infectieux, d'où la nécessité de m'isoler dans un lieu sain dépourvu de germe. C'est la procédure habituelle pour les leucémies mais pas dans le cas des autres cancers dont les traitements sont moins nocifs pour les défenses de l'organisme.

La chambre est blanche et propre mais imprégnée d'une odeur spéciale, de l'éther peut-être, à moins que ce ne soit tout simplement une odeur de « médecine », qui colle aux murs et vous poursuit des années après. Aujourd'hui, il suffit que je mette un pied dans un hôpital pour que ces effluves me sautent de nouveau au visage.

Ma table de nuit est amovible, je peux la faire tourner. C'est pratique. Quand on reste des journées allongé sur son lit avec des perfusions aux bras, décrocher le téléphone relève du domaine de l'acrobatie. Je suis déçue qu'il n'y ait pas de baignoire dans la salle de bains. Seulement une douche. Dommage...

La vue de ma chambre donne sur l'autoroute A6, celle qui va vers Orly. Pas de quoi faire rêver. Des millions de conducteurs l'empruntent chaque jour et pestent contre les embouteillages qu'elle engendre. Pourtant je les suivrais bien, moi, ces voies qui conduisent vers l'Est – comme en Alsace, chez ma sœur – ou vers la Côte d'Azur. Je donnerais une petite fortune pour me retrouver dans les bouchons, au volant de ma voiture. Oui, je donnerais une petite fortune pour redevenir une personne comme les autres.

Je m'allonge sur le lit, j'ai besoin de me reposer. Je somnole un moment avant qu'une infirmière passe me voir pour prendre ma tension et ma température. Apparemment, il n'y a pas de temps à perdre. Au programme de l'après-midi : pose du cathéter. Cathéter ? Première question : est-ce douloureux ? L'épisode de la ponction de moelle à l'hôpital de Fort-de-France est encore trop frais dans ma mémoire. Je ne tiens pas à renouveler l'expérience de sitôt. L'infirmière me rassure et m'explique calmement qu'il s'agit en fait de placer stérilement dans une grosse veine (en général la veine sous-clavière) un tube souple qui sera coincé sous la peau, et qui servira ensuite à me prélever du sang, à me faire des transfusions ou à m'injecter la chimiothérapie. Ce cathéter est très utile dans la mesure où il évite de piquer les veines des malades plusieurs fois par jour.

En prévision de l'anesthésie qui m'attend, je suis privée de repas, d'eau et de... cigarette, mais pas de perfusion. Je ne suis pas privée de sortie non plus. Enfin... pas que je sache puisque, pour l'instant, mon traitement n'a pas encore commencé. De toute façon, j'ai envie de visiter l'hôpital. L'arbre à perfs auquel je suis reliée ne m'empêchera pas de mettre à profit ce moment de répit pour aller faire un tour. Je sors de ma chambre et m'engage dans le couloir lorsqu'une infirmière m'interpelle :

– Mademoiselle Marquay, vous allez où, comme ça ?

– Euh... J'ai envie d'aller fumer une cigarette.

– Pardon ? me répond l'infirmière interloquée.

– Non, non, je voudrais juste descendre pour voir ce qui se passe en bas.

L'infirmière insiste pour que je retourne dans ma chambre, mais c'est mal me connaître. Je m'échappe en lançant un « je reviens dans pas longtemps » qui clôt la discussion. D'accord pour remonter rapidement mais qu'on me laisse au moins me détendre un instant. Malheureusement, j'ai du mal à me repérer dans les dédales de l'institut qui sont encore un mystère pour moi.

Dehors, je tire avidement sur ma cigarette mais j'ai la tête qui tourne. Je suis frigorifiée. Nous sommes en plein mois de janvier et je porte juste le pyjama de l'institut : pantalon et blouse en tissu avec col en V. Je ne suis pas équipée pour affronter le froid hivernal dont j'ai perdu l'habitude. Dans ma valise, il n'y a que des robes. Ni veste, ni pull, ni gilet. Et ce ne sont pas mes tongs aux pieds qui vont me réchauffer. Par chance, Mathias et mes parents arrivent bientôt.

J'ai hâte de les voir. Tout ici me paraît glauque, comment peut-on vivre à Paris avec un tel climat ? J'étais si bien, dans les îles... Ça tourne à plein régime dans ma tête. Et ce cathéter ? Ça fait comment, quand on le pose ? J'espère qu'on ne souffre pas. Bon... Il faut que je remonte, je vais me faire gronder par les infirmières.

En fin d'après-midi, deux brancardiers me descendent au bloc opératoire. Je ne suis pas très à l'aise. Mais mes craintes sont vite dissipées : je ne sens absolument rien. Ni la piqûre qui sert à anesthésier mon thorax, ni la pose du cathéter en elle-même. Impeccable. Ce qui est bizarre en revanche, c'est la sensation d'avoir été « ouverte », qu'on a fait un trou dans ma peau pour y introduire un corps étranger que je vais devoir garder « greffé » jusqu'à la fin de mon traitement, soit au total neuf mois. Une fois de plus, cette nouvelle situation provoque un déluge de questions : si je fais un mouvement trop brusque, le cathéter peut-il s'arracher ? Dans ce cas, vais-je perdre mon sang ? Et pour me laver ? Ai-je le droit de mouiller mon pansement ?

Je pourrais m'adresser aux médecins ou aux infirmières mais je ne veux pas les importuner. Je ne veux pas paraître idiote non plus. Pourtant, les explications rassurent et évitent au malade de déformer ou d'amplifier la réalité. Quand enfin j'ai osé demander des éclaircissements, savoir qu'il était peu probable que mon cathéter se détache et qu'il était impossible que je me vide de mon sang a stoppé net mes élucubrations les plus folles.

*
**

Munie du fameux cathéter, je suis donc parée pour recevoir ma première chimiothérapie par voie intraveineuse. J'ai une vague idée de ce que représente le traitement. Dans ma tête, il s'agit de m'injecter de « l'anti-cancer » à une ou deux reprises. Ensuite ? On attend de voir ce qui se passe ! En fait, c'est un peu plus compliqué que cela. La chimiothérapie, dans le cas de la leucémie, a pour but de nettoyer la moelle osseuse en bloquant la division (donc la multiplication) particulièrement rapide des cellules cancéreuses qui se sont développées dans le sang. Le problème est que si la chimiothérapie s'attaque aux cellules cancéreuses, elle s'attaque également aux cellules saines dont certaines (les cellules des cheveux, des poils, de la peau, du tube digestif et de la moelle) sont aussi capables de se diviser de manière importante.

Il existe plus de cinquante sortes de chimiothérapie, dont le choix dépend du type de cancer. La chimiothérapie est en général administrée par voie intraveineuse ou orale. Certaines sont peu toxiques, d'autres le sont beaucoup plus. Petite précision : la chimiothérapie n'est pas *un* médicament mais un traitement qui réunit un large éventail de médicaments. La chimiothérapie, selon son action, aura une couleur différente : jaune, rouge, bleue... D'où l'effet de surprise quand on va aux toilettes !

La chimiothérapie n'est pas le seul moyen de lutte contre le cancer. Elle peut être préconisée seule ou en complément de la chirurgie (qui vise à retirer la tumeur de l'organe atteint) ou de la radiothérapie (qui vise à irradier la tumeur au moyen de rayons). Injectée avant, elle permettra de diminuer la taille de la tumeur. Injectée après, elle évitera les risques de récidive. D'autres traitements existent : l'hormonothérapie (utilisée notamment pour le cancer du sein et de la prostate) consiste à réduire la croissance de la tumeur en créant un environnement non propice à la multiplication des cellules cancéreuses. L'immunothérapie, quant à elle, stimule les défenses normales de l'organisme afin que celui-ci lutte contre la tumeur maligne et la détruise.

Difficile de croire que l'on peut guérir avec des substances toxiques. J'ai confiance, je sais que je suis dans de bonnes mains mais lorsque je reçois cette première chimiothérapie, j'ai en tête l'image d'une bête qu'on emmène à l'abattoir. Peut-être à cause des effets secondaires dont je vais être la proie. On m'a informée des conséquences de l'éradication de certaines cellules saines mentionnées précédemment : perte des cheveux, état de fatigue avancé, vomissements, nausées, diarrhée ou constipation, peau qui se dessèche, baisse des globules blancs, des globules rouges et des plaquettes. Bref... que des bonnes nouvelles !

Fort heureusement, rassurez-vous et sachez-le, ces effets secondaires ne se déclenchent pas tous les uns à la suite des autres et peuvent être assez bien tolérés et même parfois « contournés » grâce à des précautions adaptées, telles que les antiémétiques qui empêchent de vomir. Ces effets secondaires sont douloureux mais ils sont transitoires et diminuent, voire disparaissent totalement à l'arrêt du traitement.

Mais il faut s'attendre, quand même, à en baver un peu. Et non pas s'y attendre en se tétanisant de peur, en « refusant », au fond, toutes ces épreuves, mais en s'y préparant avec détermination. Se mettre un peu dans la peau d'un enfant à qui l'on fait sa première piqûre et qu'on réconforte en disant : « Tu verras, ça fait un peu mal mais après tout ira mieux. » Dès le début, essayez d'adopter cette attitude. Je dis bien « essayez », car il y aura des moments de découragement, de souffrance. L'essentiel est de garder au fond de son esprit cette volonté – à distance – de se donner les moyens de surmonter le mal, même si ces moyens n'ont pas toujours la douceur des cadeaux de Noël...

Pour l'instant, je suis surprise de constater que le liquide qui coule dans mes veines est indolore. Par précaution, je dois rester allongée pendant la transfusion. Pas le droit de déambuler dans l'hôpital pour aller m'acheter une barre de chocolat ! Les médecins ont parlé d'une semaine de traitement qui sera effectué à l'institut.

Pour les autres formes de cancer, et seulement dans certains cas (tout dépend du protocole choisi), il y a possibilité d'administrer la chimiothérapie à domicile ou par l'intermédiaire d'une cure ambulatoire (le patient se rend à l'hôpital pour prendre la chimio mais dort chez lui). Le tout sous surveillance médicale appropriée. Dans le cas de la transfusion à domicile, le patient est à la maison, entouré des siens, dans un environnement qui lui est familier. Il peut, s'il le souhaite et si son état de santé le permet, garder une activité professionnelle. Ces modes de traitement, plus confortables et rassurants pour le malade, demandent en revanche aux proches beaucoup d'attentions, de présence et d'énergie car le quotidien va désormais dépendre d'eux. S'adapter à un nouveau rythme de vie nécessite une réelle remise en question de ses habitudes. Pour combien de temps ? Nul ne le sait.

Afin que ce nouveau rythme ne se transforme pas en enfer pour l'entourage, l'idéal est, en fonction des possibilités de chacun, de faire appel à des aides extérieures comme une femme de ménage ou une aide ménagère. Dans ce domaine, l'assistance sociale pourra vous guider dans vos démarches et dans vos recherches. Si possible, essayez de réaménager l'espace pour que le malade soit installé confortablement (près des toilettes et de la salle de bains) avec, à portée de main, toutes les choses qui l'occuperont ou dont il aura besoin : un bassin, des mouchoirs, de l'eau, la télécommande de la télévision, des revues, une radio, un téléphone, un canevas, du papier et des stylos...

Bien installer le malade ne veut pas dire l'isoler. S'il se trouve dans une chambre à l'autre bout du couloir ou au premier étage, n'oubliez pas de passer le voir, même s'il dort, même s'il est fatigué. Montrez que vous êtes là. Une main sur un front, une parole gentille, un petit baiser... Vous êtes au travail dans la journée ? Téléphonez ! Envoyez des SMS ! Il y a toujours moyen de se manifester.

*
**

Le lendemain de ma chimiothérapie, en début d'après-midi, je décompresse. Mathias est présent dès le début des visites qui ont lieu entre 13 et 20 heures. Les infirmières, très compréhensives, acceptent souvent d'allonger le délai pour les visiteurs qui travaillent tard le soir ou qui viennent de loin.

Lorsque mon fiancé entre dans ma chambre, je ressens comme une immense bouffée d'oxygène. Enfin quelqu'un que je connais ! Avec Mathias, je retrouve mes repères. Je lui passe aussitôt commande d'une panoplie anti-froid : un blouson, un bonnet, des baskets et une paire de pantoufles... Le jour où l'on me permettra de prendre l'air, je pourrai descendre fumer une cigarette sans me geler.

J'ai déjà un cancer, il ne manquerait plus que j'attrape la crève !

Chapitre 3

MIROIR... MON BEAU MIROIR !

Être cloîtrée du matin au soir sans avoir le droit de sortir de mon univers confiné, voilà ce qui me pèse le plus en chambre stérile. Ma moelle osseuse, malmenée par mon traitement, ne produit presque plus de globules blancs, de globules rouges et de plaquettes. Je suis, comme disent les médecins, en aplasie. Combien de temps vais-je rester ici ? L'équipe médicale envisage un délai de trois semaines mais ce peut être plus. Tout va dépendre de la célérité avec laquelle mes défenses immunitaires reprendront le travail.

J'ai la sensation d'être mise en quarantaine, comme si j'étais contagieuse alors que ce sont les autres qui sont contagieux pour moi. Les personnes atteintes du moindre rhume sont interdites de visite. Quant au reste... Adieu fleurs, livres et chocolats. Tout ce qui est susceptible de porter des germes m'est proscrit. Et pour éviter les dérapages, chacun de mes visiteurs (un seul à la fois) doit ôter ses bijoux et être muni du déguisement réglementaire propre à la chambre stérile : chaussons, bonnet, blouse et masque en tissu avant d'emprunter le sas menant à mon « domicile » Pour pénétrer dans mon sanctuaire, ne pas oublier de se laver les mains jusqu'aux avant-bras. Les règles d'hygiène, que ce soit pour les infirmières, les médecins ou les personnes extérieures au service, sont très strictes. Chaque fois que quelqu'un entre dans ma chambre, j'ai l'impression d'avoir affaire à un Martien !

Je sais que cette étape est nécessaire à ma guérison mais je ne peux m'empêcher de comparer ces quatre murs à une sorte de prison. Mon espace se résume à un lit, une télévision, une table de nuit, un masque à oxygène et une salle de bains à part avec toilettes et douche. Le flux laminaire, accroché au plafond, propulse de l'air stérile vingt-quatre heures sur vingt-quatre. Son ronron ininterrompu me rappelle combien je suis fragile.

Beurk ! Si on m'avait dit que je ressentirais un tel dégoût face à un steak, je ne l'aurais pas cru. Moi qui adore la viande, habituellement...

Aujourd'hui, je ne peux pas toucher à mon plateau-repas. L'odeur de la nourriture m'écœure. On m'a prévenue : il n'y a pas que les cheveux qui trinquent. Le goût et l'odorat peuvent également être altérés de différentes façons. Il est assez fréquent que les aliments sucrés passent brusquement dans la catégorie du salé ou que les aliments amers deviennent soudainement acides.

Je n'ai plus d'appétit. Mon œsophage me brûle. Bien que les plateaux-repas soient composés d'aliments mous faciles à avaler (compotes, bananes, viande hachée, pâtes, voire aliments pour bébé), déglutir me pose problème à cause de la salive qui se raréfie. Je n'hésite pas à faire part de ces inconvénients aux médecins et aux infirmières qui possèdent une panoplie de médicaments censés atténuer les effets secondaires du traitement.

À ce propos, je voudrais souligner le dévouement avec lequel le personnel médical dans l'ensemble (qu'il s'agisse des médecins, des infirmières, des aides-soignantes, des psychologues...) s'occupe des malades. Leur présence réconfortante est un réel soutien qui contribue sans conteste à améliorer le moral des patients. On a trop tendance à critiquer l'hôpital et à insister sur ses points faibles. Que ne dit-on pas sur la froideur des médecins ! Mais s'ils sanglotaient au chevet de tous leurs malades, ils ne pourraient pas faire leur travail ! Quant à la prétendue dureté des infirmières... Il faut voir comment certains malades s'adressent à elles. L'hôpital n'est pas un hôtel et leur rôle n'est pas de répondre à toutes les exigences des patients. Pour avoir droit au respect, encore faut-il montrer soi-même l'exemple...

Pour le moment, je n'ai pas trop à me plaindre car je ne souffre d'aucun vomissement, ce qui est peu fréquent. Chaque fois que je suis prise de nausées, je me conditionne mentalement en me répétant plusieurs fois de suite : « Je ne veux pas vomir, je ne veux pas vomir, c'est horrible, c'est horrible. » Je ne supporte pas l'idée d'avoir à régurgiter mon repas. D'autant qu'on ne peut pas ouvrir les fenêtres de la chambre pour aérer (les fenêtres sont bloquées pour maintenir la pression positive de l'air et empêcher toute contamination par des microbes extérieurs).

Si les vomissements me sont épargnés, me retenir en cas de besoin urgent me pose plus de problème. Faire sur soi engendre un sentiment d'humiliation auquel la plupart des cancéreux sont confrontés au moins une fois. Aucun de nous, même le plus fort, même le plus résistant, ne peut échapper à ce type de désagrément passager qui, si on l'accepte en tant que tel, n'en sera que plus facile à surmonter.

Autre conséquence de la chimiothérapie : je maigris. Je suis vide de l'intérieur, comme si je n'avais plus de muscles, comme si je n'étais plus qu'une sorte de pâte gélatineuse. Je n'ai plus d'enveloppe, je me sens molle, inerte et moche. La transformation est tellement rapide...

Quelques jours après la fin du traitement, je commence à perdre mes cheveux. Ah... les cheveux ! Si l'on devait associer une image au cancer, ce serait celle-là. Mais je me crois plus forte que les autres. Ma tignasse ? Disparaître complètement ? Impossible ! En fait, j'espère secrètement pouvoir échapper à la calvitie. On m'avait bien prédit des vomissements et je n'ai jamais vomi. Il en sera peut-être de même pour ma chevelure, qui sait ?

Rares pourtant sont ceux qui passent au travers des mailles du filet et les touffes que je ramasse sur mon oreiller sont là pour me rappeler qu'on ne peut pas gagner à tous les coups. En me regardant dans le miroir, je m'interroge : vais-je me supporter sans un poil sur le caillou ? Puis je me reprends et me sermonne : « Voyons,

Nat ! Tu n'es pas la seule à devoir te confronter à ce changement physique. Quand tu as fait ta première prise de sang, en bas, dans la salle des prélèvements, tu en as vu beaucoup, toi, de malades qui avaient encore des cheveux ? » Je me raisonne mais une partie de moi me répète inconsciemment : « Tu vas être moche ! Une ancienne Miss France chauve... Tu vas être moche ! Et Mathias ? Il va certainement te quitter. »

Pour nous, les femmes, la calvitie est souvent ressentie comme une atteinte douloureuse à notre féminité. Pour les hommes, ne plus avoir de cheveux mais plus encore être privé de pilosité (j'avais oublié de mentionner que les cils, sourcils, et autres pelages ne sont pas épargnés par le grand ménage de printemps !) est souvent ressenti comme une atteinte à leur virilité. Le crâne lisse est pourtant passé dans les mœurs grâce à des vedettes qui ont joué ou qui jouent de leur calvitie comme d'un charme supplémentaire. Allons, messieurs, un peu de bonne humeur ! Pensez à Yul Brynner, pour les plus âgés, et à Pascal Obispo, pour les autres !

Supportable ? Insupportable ? En réalité, tout dépend de la valeur que l'on donne à sa chevelure. Quoi qu'il en soit, il n'est jamais facile d'accepter de voir son image se modifier ainsi

– certains diront se dégrader. Mais vous devez savoir – et c'est très réconfortant – que les cheveux réapparaissent toujours à la fin du traitement (il faut compter environ six mois pour atteindre l'équivalent d'une coupe très courte). Avec quelques surprises à la clé, parfois, mais pas nécessairement désagréables. Certaines femmes aux cheveux raides deviennent frisées comme des moutons. D'autres patients aux cheveux blancs voient leur couleur d'origine revenir comme par magie. Autre point positif : les cheveux repoussent généralement plus forts et plus beaux qu'avant.

En attendant, pour les malades qui ont du mal à faire face ou qui ne parviennent pas à s'adapter aux foulards ou aux bonnets, la perruque est sans doute l'option la plus adaptée à ce genre de situation. Ce peut être l'occasion de changer de look en s'offrant une nouvelle teinte ou une nouvelle coupe. Aujourd'hui, les perruques prévues à cet effet sont confortables et d'excellente qualité. De plus elles reproduisent à la perfection le grain du cheveu. Attention cependant à anticiper ce problème car la prise en charge partielle par la Sécurité sociale ne vous sera accordée que si une demande préalable a été effectuée par votre médecin. Votre mutuelle pourra éventuellement compléter le remboursement.

Outre l'aspect financier, il est préférable de tester les perruques avant le traitement, car une fois fatigué, la séance d'essayage vous semblera sans doute moins agréable. Choisissez le « bonnet » de votre perruque en tissu synthétique plutôt qu'en plastique (le plastique donne chaud). Les perruques en synthétique s'entretiennent facilement avec un shampooing spécial et un essorage doux au moyen d'une serviette-éponge. Sachez aussi que les perruques sont fragiles et supportent mal les teintures ou le sèche-cheveux. En revanche, il est tout à fait possible pour un coiffeur de les adapter à votre goût. Ces perruques sont commercialisées via les pharmaciens mais également par l'intermédiaire de magasins spécialisés (Any d'Avray, par exemple).

Mathias ne m'a pas encore vue le crâne clairsemé. Pour le moment ça ne saute pas aux yeux mais je ne me fais aucune illusion. Dans deux ou trois jours, je ne pourrai plus cacher le début de ma calvitie. J'essaie d'imaginer mon fiancé à ma place. S'il avait une leucémie, s'il était en train de perdre ses cheveux, comment me comporterais-je ? Allons... On n'abandonne pas un être cher parce qu'il a la boule à zéro. Ou alors c'est que les sentiments ne sont pas suffisamment solides pour être mis à l'épreuve. Il arrive que la maladie fasse exploser une relation, certes, mais seulement si celle-ci reposait sur des bases fragiles. Le cancer a la faculté de grossir à la loupe la nature des liens qui nous unissent aux autres.

Cependant, même si j'ai confiance en Mathias, je ne tiens pas à faire disparaître mes cheveux d'un seul coup. Peut-être ai-je besoin d'avancer étape par étape. Mathias me propose d'utiliser les services d'une coiffeuse qui officie régulièrement à l'institut. La jeune femme est adorable. Elle me lave la tête avec délicatesse mais j'ai peur qu'en la rinçant elle récolte des cheveux dans ses mains. Toutefois elle semble rodée et ne me fait aucune remarque à ce sujet. Cette parenthèse m'apporte beaucoup de réconfort, tout comme les soins esthétiques qui me seront prodigués par la suite. Pendant une heure, j'ai eu l'impression d'être de nouveau une femme normale, de redevenir une cliente comme les autres. Je suis satisfaite de ma nouvelle coupe au carré. Peut-être qu'avec quelques mèches sur le front et un bandana pour couvrir le reste... Et puis non ! Je préfère devancer la fatalité. Je demande à Mathias de prendre sa tondeuse et de me raser la tête.

– Quoi ? me répond-il alors, surpris par cette soudaine volte-face.

– Ça ne sert à rien d'attendre !

Mathias est d'accord. Après tout, ça m'ira sans doute très bien. Alors qu'il pense me réconforter, je m'emporte contre lui.

– Mais non ! Tu sais très bien que ça ne m'ira pas ! Tu dis ça uniquement pour me faire plaisir. Tu me connais, j'ai horreur des mensonges. Je préférerais que tu me dises la vérité.

Il n'y a aucune honte à ne plus avoir de cheveux, mais de là à affirmer que je serai belle, chauve... L'entourage, souvent plein de bonnes intentions, n'ose pas toujours exprimer ses véritables sentiments, de peur de choquer ou de bousculer le malade qui, de son côté, conscient de la réalité, n'a pas forcément envie qu'on le traite comme une petite chose fragile.

Une fois l'opération effectuée, je ne cherche pas à dissimuler mon crâne dégarni. Je comprends les femmes qui adoptent l'attitude inverse. Pour ma part, j'estime ne pas à avoir honte d'être malade. Après tout, je n'y suis pour rien. Ce n'est pas ma faute si je n'ai plus de cheveux. Je l'assume, et que les autres regardent ailleurs si ça les gêne !

Je porte parfois des bandanas de différentes couleurs histoire de mettre un peu de couleur dans ma vie. Il paraît que ça illumine mon visage. J'en ai besoin, à cause de la fatigue qui creuse mes traits. La fatigue, que dis-je, l'éreintement est un des symptômes les plus couramment ressentis par les cancéreux qui d'ailleurs s'en plaignent beaucoup. Cette fatigue est due aux traitements qui entraînent une anémie, suite à la diminution des globules rouges dans le sang. Qui dit manque de carburant dit perte d'énergie. La fatigue est liée à la douleur physique mais également à la douleur psychique. L'anxiété, la peur, la solitude, la détresse ou la perte d'autonomie sont de grands consommateurs d'énergie.

Ce dont je souffre le plus, ce sont les crises d'hémorroïdes. Je n'ose alors plus aller aux toilettes. Je ne peux pas me lever, je ne peux pas m'asseoir, je ne sais plus comment m'installer. Les calmants classiques sont sans effet. Lors du premier épisode, j'accepte qu'on m'injecte de la morphine. Normalement, je suis contre. Je ne veux pas tomber dans la dépendance. Mais je dois avouer que là... Les infirmières m'en donnent durant deux semaines à des doses massives mais arrêtent du jour au lendemain, provoquant chez moi des envies soudaines de me jeter par la fenêtre. Pendant plusieurs jours, le manque me ronge à tel point que je jure qu'on ne m'y reprendra plus. Je sais que la morphine est d'une très grande efficacité dans le traitement de la douleur. Je sais aussi qu'elle est indispensable pour certains patients qui souffrent le martyre. Mais je préfère désormais faire sans.

*
**

Au cours des trois premières semaines de mon séjour en chambre stérile (séjour qui durera en tout cinq semaines), reliée à mon arbre à perfusions, scotchée sur mon lit, je perds la notion du temps. Épuisée, je me réfugie dans le sommeil. Mon cerveau, au même titre que mon corps, hiberne lui aussi. Les images de ce séjour en chambre stérile sont floues. Je me souviens vaguement des visites de Mathias, de mes parents et de ma sœur, mais je serais incapable de rapporter la moindre de nos conversations. La télévision est allumée en permanence. Entre deux assoupissements, je peux ainsi me distraire en regardant quelques émissions. Enfin... regarder est un bien grand mot. J'ai beaucoup de mal à me concentrer. Disons que le fond sonore m'apaise. Je me sens ainsi moins seule.

Puis, petit à petit, j'émerge de ma léthargie. Je vais mieux, je suis moins fatiguée. Les globules blancs remontent peu à peu. Le taux des globules rouges et des plaquettes est maintenu grâce aux transfusions dont le rôle est de prévenir l'anémie ou stopper une éventuelle hémorragie. Mais avec les plaquettes, j'ai du mal : je suis apparemment allergique. Chaque fois, elles me provoquent des démangeaisons terribles. Dans les minutes qui suivent la transfusion, mes bras se couvrent de plaques que je gratte comme une enragée, mais je supporte le désagrément car j'en suis consciente : ces plaquettes sont vitales pour mon rétablissement.

Malheureusement, les dons ne sont pas suffisants pour satisfaire en temps et en heure tous les malades qui en ont besoin. À cette « pénurie » s'ajoute le fait qu'il est impossible de constituer des stocks, les plaquettes ne se conservant pas plus de cinq jours. Voilà pourquoi de nombreuses associations se mobilisent pour sensibiliser les gens à ce problème.

Donner ses plaquettes, c'est offrir aux malades deux heures de son temps. On ne vous demande pas d'argent. Seulement deux heures de votre temps pour permettre aux hôpitaux de transfuser des adultes, des enfants, des bébés... Est-il nécessaire d'attendre d'être soi-même dans le besoin pour tendre la main ? Pourquoi, dans ces conditions, ne pas profiter d'une de vos visites à l'hôpital pour faire un don ? Être en bonne santé, c'est avoir le privilège de vivre dignement.

Raison de plus pour partager cette chance avec les malades en leur manifestant votre solidarité. De quoi avez-vous peur ? Des piqûres ? D'être contaminé ? Il n'y a aucun risque de contamination. Le matériel stérile utilisé est à usage unique. Quant à la seringue, elle ne sera pas plus douloureuse qu'un pincement. Un pincement pour vous contre plusieurs mois d'hôpital pour certains, dont des enfants.

Ça vaut la peine d'essayer, non ?

Chapitre 4

EN LIBERTÉ CONDITIONNELLE

Je n'y croyais plus ! Mon taux de globules blancs est en hausse. Enfin... L'amélioration n'est pas suffisante pour que je puisse envisager de vraies vacances, mais qu'il est bon de prendre l'air ! Mes promenades, pour l'instant, se résument à des allers et retours dans l'institut. Je m'en contente. Cette bonne nouvelle me booste. Ma première envie est de descendre fumer avec Mathias. Cela fait trois semaines que je suis en chambre stérile et que, par la force des choses, je n'ai pas touché à une cigarette. J'espérais beaucoup de ces bouffées tant attendues. Curieusement, les deux premières tafs m'écœurent. Les suivantes un peu moins, mais la déception est à la hauteur de mon dégoût. Vais-je en profiter pour arrêter cette cochonnerie de tabac ?

Je me sens pousser des ailes lorsque les médecins me confirment, un beau jour, la date de ma prochaine vraie sortie. Il ne s'agit plus d'aller me balader dans les couloirs ou d'aller boire un verre à la cafétéria. Non, les choses sérieuses commencent. Je peux désormais quitter l'hôpital mais pour un temps bien déterminé. Les médecins se montrent optimistes. La première chimiothérapie, dite d'induction, a donné d'excellents résultats. Je suis apparemment en rémission complète. Mais je dois tout de même revenir à l'institut dans une semaine sans faute. En effet, afin de maintenir la rémission et d'éviter toute rechute, il me faudra subir deux nouvelles chimiothérapies, dites de consolidation.

Va pour sept jours de liberté. C'est toujours mieux que rien. On m'a conseillé de ne pas m'éloigner, alors je m'installe avec Mathias dans un des hôtels situés à deux pas de l'hôpital. Mon cas est un peu particulier puisque mon domicile se trouve à plus de sept mille kilomètres. Ceux qui habitent à des distances raisonnables de l'hôpital peuvent rentrer chez eux. Mais qu'importe : je « sors », c'est le principal. Une chambre à Villejuif... Ce n'est pas encore le soleil de la Martinique mais chaque chose en son temps. Tout ce qui compte, c'est de quitter ce maudit pyjama, de m'habiller comme madame Tout-le-monde et de retrouver mon fiancé. Je me réjouis à l'avance de cette future semaine qui s'annonce sous les meilleurs auspices.

La réalité, pourtant, n'est pas celle que j'avais imaginée. Bien que mes sentiments envers Mathias n'aient pas changé, je n'ai pas envie de contacts physiques. Pour le moment, me blottir dans ses bras suffit à mon bonheur. Mathias se montre compréhensif. Il ne me brusque pas. Je n'ai pas la tête à faire l'amour. La chimiothérapie n'a laissé aucune trace visible sur ma peau, et cependant j'ai le corps meurtri.

Tous les cancers ont une incidence sur la vie sexuelle du malade et de son ou sa partenaire. Quand on a un cancer, la seule priorité est la lutte pour sa survie. Sur le plan physique, on se sent diminué ; selon le type de cancer, certains organes auront été touchés, voire ôtés. Sur le plan psychique, la crainte de ne pas être à la hauteur domine. De plus, dévoiler un corps marqué par les différents traitements n'est jamais facile. Les cicatrices, témoins muets de notre maladie, nous font perdre notre capital confiance. Un sein en moins, un ventre ou un cou mutilé, à qui cela donne-t-il envie ? Alors on se sent nul, plus capable de... Notre pouvoir de séduction ? Grillé par les rayons, disparu avec le bistouri, envolé avec la chimiothérapie. Oui, on se cache, on n'ose plus se montrer tel qu'on est. En parler ? Ah ça, non ! Question de pudeur.

Votre libido est en panne, quoi de plus logique... Nous vivons dans une société dont le code d'accès dépend en partie de l'apparence physique. La télévision, les magazines et la publicité se relaient pour nous bourrer le crâne d'images de mannequins. Pour être désirable, la femme ou l'homme se doit d'abord d'être beau. Beau et performant, s'il vous plaît. Et vous, vous vous sentez tout... sauf désirable ! Moche serait le terme plus approprié. Quant à d'éventuelles prouesses, il ne faut pas rêver.

Le cancer se fiche pas mal des diktats de la mode. J'en veux pour preuve les dégâts causés à la sortie : fatigue, crâne dégarni, corps amaigri. Franchement... On ne peut pas dire que les conditions idéales soient réunies. Néanmoins, vous aimeriez retrouver une complicité physique avec votre partenaire qui, de son côté, cherche à vous ménager. Personne ne veut aborder le sujet. Il va cependant falloir que vous vous jetiez à l'eau tous les deux si vous ne voulez pas faire de votre vie intime un échec. Encore une fois, j'insiste sur les bienfaits de la parole. Votre partenaire sera d'autant plus compréhensif que vous lui expliquerez clairement les choses. Dites-lui qu'il n'est pas responsable de ce manque momentané de désir, que vous avez besoin de temps pour apprivoiser ce nouveau corps qui ne fonctionne pas comme avant. On vous a livré le cancer avec le mode d'emploi mais qu'en est-il du service après-vente ? Ça marche comment, à présent ?

La vérité est cruelle à accepter. Votre corps n'est plus ce qu'il était et ne le sera peut-être, pour certains, plus jamais. Mais vous n'allez pas devenir pour autant un repoussoir de la concupiscence ! Les choses, pour beaucoup, s'arrangeront à la longue... Et si en discuter avec votre partenaire se révèle au-dessus de vos forces, vous pouvez une fois de plus faire appel à votre cancérologue, à votre médecin traitant, ou à un psy ! Le thème est délicat, je vous l'accorde. On ne parle pas de sa vie sexuelle comme d'un vulgaire rhume. Mais une fois jeté à l'eau...

En attendant, montrez-vous patient... et imaginatif ! Il y a différentes façons « d'aimer ». Les étreintes, les baisers et les caresses sont parfois suffisants pour maintenir un vrai contact physique entre deux amoureux « en convalescence partagée ». Conserver des relations sexuelles harmonieuses pendant et après un cancer se révèle compliqué et demande beaucoup de compréhension de part et d'autre. Mais ça marche ! Retrouver l'estime de soi et attendre que les effets du traitement se dissipent me paraissent deux étapes nécessaires pour accepter de donner et de recevoir du plaisir.

Mathias ne me brusque pas plus pour faire l'amour qu'il ne m'incite sans arrêt à mettre le nez dehors. Tant mieux, parce que je n'ai plus envie de me promener. À dire vrai, j'ai peur.

À l'institut, je suis dans une bulle. Là-bas, j'ai la sensation que rien ne peut m'arriver. Les infirmières sont aux petits soins, les médecins également, surtout le Dr Bourhis qui a le don de faire passer les messages les plus sensibles grâce à un sens de l'humour formidable. Avec eux, je me sens entourée, chouchoutée. Leur dévouement de tous les instants me réconforte, même s'il m'arrive de pester contre la maladie ou de me décourager.

Dans ma chambre d'hôtel, c'est une autre histoire. Adieu mes illusions ! Je ne sais que faire de cette liberté pourtant tant attendue. Dehors, je suis sur le qui-vive. Je crains d'avoir un accident et de perdre mon sang. Les balades au bras de Mathias ou les après-midi shopping ne m'apportent pas la joie escomptée. La tournée des magasins ? Un enfer ! Lorsque j'entre dans une boutique, je provoque un sentiment de malaise. À coup sûr, je ne respire pas la santé : je « sens » la maladie. On me regarde un peu trop fixement, certains me dévisagent alors que je n'aspire qu'à une seule chose : passer inaperçue.

Le regard des autres est souvent un frein pour le patient qui appréhende – surtout s'il doit porter un masque sur le nez et la bouche – de sortir de chez lui. Cependant, pas question de rester cloîtré à la maison ! Je sais... Les passants ne sont pas toujours discrets. On attire l'attention quand on sort de la norme. Et alors ? Vous n'êtes pas le premier ou la première à vous trouver dans ce cas-là. Zappez ceux qui vous scrutent comme un lépreux du Moyen Âge. Leur ignorance (ou leur bêtise) est plus gênante pour eux que pour vous. N'allez pas vous priver de prendre l'air sous prétexte de ne pas déranger. Et vous, arrangez-vous un peu ! Sortir est une bonne occasion de se mettre en valeur. Voyons ce que vous avez dans votre garde-robe. Du noir ? Trop triste ! Du rouge ? Trop voyant ! Si j'étais vous, j'opterais plutôt pour des couleurs douces. Pour les femmes, pourquoi pas une touche de maquillage ? J'ai dit une touche, pas une couche ! Dissimuler votre fatigue sous une tonne de fond de teint risquerait de provoquer l'effet inverse. Moins on se cache, moins on est vu.

⁂

C'est un comble, je n'ai plus qu'une hâte : réintégrer l'institut que j'assimile à ma deuxième famille. Ma chambre stérile, les infirmières et les médecins me manquent. Je suis encore trop fragile pour profiter de ma liberté conditionnelle. Pour l'instant, je n'aspire qu'à rejoindre l'univers aseptisé dans lequel je suis à l'abri de tous les dangers : accidents, microbes, virus, agression, pollution.

Mal-être... Peur de mourir... J'ai presque honte de ces sentiments. Je suis persuadée d'afficher un comportement d'hypocondriaque... Aujourd'hui, avec le recul, je peux vous affirmer que cette réaction est au contraire tout à fait normale. Basculer d'un monde protégé à un monde en effervescence en quelques jours à peine nécessite de sacrées facultés d'adaptation, aussi bien pour le malade que pour ses proches. En effet – et c'est encore plus vrai quand le retour à la vie normale se fait dans une chambre d'hôtel –, il faut apprendre à se débrouiller seul, de manière plus autonome qu'à l'hôpital. À l'hôpital, vous vous sentez lasse, votre lit est là. Vous dormez, vous avez mal quelque part, les infirmières et les médecins sont là. On vous a permis de sortir et vous avez cru, naïvement, vous retrouver en vacances, libre d'aller et de venir sans encombre, de dîner, de chanter, de danser ? Allons... Vous savez bien que les effets secondaires de votre traitement perdurent... Et au lieu de vous désespérer, suivez plutôt les conseils que vous a prodigués le personnel soignant.

Pour combattre cette maudite fatigue, reposez-vous le plus possible. Si vous êtes un ou une adepte de la sieste, c'est le moment d'en profiter ! Reposez-vous dans une pièce qui vous « inspire » ou qui vous rassure (je parle de ceux qui sont rentrés chez eux). Votre chambre bien entendu, mais pourquoi ne pas dormir sur le canapé du salon, bien au chaud, sous une couverture douillette ? En été, un petit somme à l'ombre d'un parasol, sur la terrasse ou dans le jardin (si cela vous est possible) me paraît approprié à la situation. Vous avez du ménage à faire ? Du bricolage qui vous attend ? À vous d'établir de nouvelles priorités dans votre emploi du temps. Faites la part des choses entre ce qui est important et ce qui ne l'est pas. Votre famille avait l'habitude de compter sur vous pour certaines tâches ménagères ? Il va falloir se débrouiller autrement et prévoir, si besoin est, une aide extérieure. Difficile d'accepter de ne plus être indispensable, n'est-ce pas ?

Vous êtes sujet aux nausées et/ou aux vomissements ? L'idéal, pour ceux qui poursuivent une chimiothérapie médicamenteuse à domicile, est de ne pas manger deux ou trois heures avant le traitement. Ensuite, il vaut mieux fractionner les repas, et mâcher lentement. Votre estomac aura du mal à digérer des aliments avalés tout rond. Cuisinez froid ou tiède plutôt que chaud. Et pour diminuer les sensations d'écœurement, ne forcez pas sur les plats trop épicés, trop gras ou trop sucrés.

Diarrhée ? Buvez beaucoup dans la journée pour vous réhydrater (eau, bouillon de légumes ou boissons à base de cola qui compenseront les pertes en potassium). Privilégiez les féculents, les carottes et les bananes. À proscrire pendant quelques jours : légumes verts, fruits et laitages, ainsi que le thé et le café qui irritent les intestins.

Constipation ? On prend les mêmes mais on inverse. Un peu de café ou de thé pour le péristaltisme intestinal, des légumes et des fruits en abondance. En revanche, il faut, comme les diarrhéiques, boire beaucoup. Cela facilite le transit.

Autre effet du traitement dont on vous a parlé mais auquel vous avez pensé échapper comme au reste : la mucite. Pas très agréables, ces aphtes dans la bouche… Insistez sur les bains de bouche à base de bicarbonate et les brossages de dents après chaque repas. Il est préférable que votre brosse à dents ait des poils souples (le must ? Les poils de blaireau !). Pour les ramollir, passez-les sous l'eau tiède. Pendant cette période, vous éviterez le dentifrice au menthol et les aliments dont l'acidité agresse vos muqueuses (moutarde, cornichons, vinaigre, sel ou oignon).

En cas de sécheresse buccale, misez sur les bonbons. Il n'y a rien de mieux que de sucer des pastilles pour stimuler la salive. Les aliments qui collent (pain, chips, féculents) ne vous rendront pas service alors que les aliments mous (compote, yaourt, etc.) pourront être consommés sans modération.

Aïe… Votre peau tire ! Hydratez-la aussi souvent que possible avec des crèmes adaptées à ce type de problème (l'Homéoplasmine, vendue en pharmacie, fait des merveilles au niveau des mains et des lèvres). Si vous sortez (oui, oui, il faut sortir !), n'oubliez pas de mettre de la crème solaire en été et de porter un bonnet ou un chapeau. En temps normal, le crâne est protégé par les cheveux. Sans son bouclier, il devient la proie du froid et du soleil.

Si, malgré ces précautions, les effets secondaires persistent, votre généraliste saura vous soulager avec des médicaments appropriés qui d'ailleurs vous ont peut-être été prescrits à l'hôpital avant même que vous n'en fassiez la demande. À ce sujet, n'oubliez pas que votre cancérologue et votre médecin traitant demeurent vos interlocuteurs principaux. Les phases de repos ne signifient pas une rupture de contact. Téléphonez-leur en cas de doute ou de gêne. Pendant les week-ends, des permanences sont prévues à l'hôpital. Vous ne voulez pas déranger ? N'en rajoutez pas dans les bonnes intentions. Ne laissez pas s'installer l'angoisse sous prétexte de rester poli : c'est très mauvais pour votre rétablissement.

Mal-être, peur de mourir... Je suis inquiète. Jamais je ne redeviendrai une femme comme les autres. Je n'ose pas en parler à Mathias. Il va me prendre pour une cinglée si je lui avoue que mon souhait le plus cher est de repartir pour l'institut. Néanmoins, face à mon désarroi, mon fiancé a l'intelligence de ne pas me culpabiliser et de ne pas se décourager. Je lui en sais gré. La souffrance d'un ami, d'un parent ou d'un conjoint renforce notre sentiment d'impuissance. Et il en faut, de l'énergie, pour ne pas se laisser déstabiliser en pareil cas !

Chapitre 5

METTEZ TOUS LES ATOUTS DE VOTRE CÔTÉ

Lorsque je retrouve ma chambre stérile après cette semaine passée à l'extérieur, j'éprouve un réel soulagement. J'aborde ma deuxième chimiothérapie avec moins d'appréhension, malgré la certitude d'avoir à subir les mêmes effets secondaires. Peu de variantes au programme : fatigue, nausées et crises d'hémorroïdes. Mon allergie aux plaquettes persiste, je me gratte comme une folle. Une nouveauté, tout de même : la mucite. Si je m'étais fait soigner les dents avant le traitement (ces dernières constituent un foyer d'infection important), je n'en aurais probablement pas souffert autant. Je ne le savais pas. Mais vous oui, à présent !

Malgré mes maux de tête récurrents, je refuse qu'on m'injecte de nouveau de la morphine. Je ne vous dis pas que j'ai raison... Pour un certain nombre de malades (dont je faisais partie), la morphine est victime de sa mauvaise réputation. « Avec la morphine, on perd ses facultés mentales. Avec la morphine, on devient même toxicomane ! » Aujourd'hui encore, des patients préfèrent y renoncer malgré des souffrances physiques insoutenables qui, lorsqu'elles ne sont pas traitées, les handicapent et ralentissent le processus de guérison. L'utilisation de la morphine dans les hôpitaux est pourtant contrôlée de façon très stricte et réservée à des soignants formés à la prise en charge de la douleur. Bien entendu, ce médicament provoque vomissements, constipation, troubles de la conscience, dépendance... Dépendance, oui ! Mais qui ne perdure jamais au-delà de quelques jours. Rien à voir avec les somnifères dont l'accoutumance est plus perverse. Si les médecins utilisent la morphine, c'est parce qu'elle est et reste la référence dans le traitement de la douleur. Prescrite à bon escient elle ne représente aucun danger, si ce n'est celui d'apporter un réel confort de vie. Aussi, en cas de souffrances intolérables, ne vous braquez pas systématiquement contre cette thérapie. La douleur appelle la douleur : c'est un cercle vicieux qu'il faut parfois casser.

J'ai la sensation d'être moins abattue que la première fois. Qui plus est, je maîtrise mieux mon environnement et mon emploi du temps. Conséquence : les journées me paraissent plus longues puisque je dors moins. Il va falloir que je m'occupe... Pourquoi ne pas personnaliser ma chambre pour la rendre plus gaie ? Je sais qu'à l'institut il est possible, à l'aide d'un produit spécial, d'aseptiser ce qui vient de l'extérieur.

Ceux qui ne sont pas en chambre stérile en profiteront pour rassembler autour d'eux les objets qu'ils aiment. Vous pouvez même accrocher des photos aux murs. Les sourires de votre famille, de vos enfants ou de vos amis vous accompagneront ainsi à tout moment de la journée. Les paysages sous forme de poster, vous y avez pensé ? Un beau panorama peut se révéler propice aux voyages imaginaires. Je ne connais pas de meilleur remède à l'ennui que l'imagination. Et votre imagination, personne ne vous la volera, pas même la chimiothérapie ! Elle vous appartient, elle est votre récompense. Votre bouffée d'oxygène. Alors servez-vous-en comme d'un tremplin pour échapper à la réalité. Cultivez-la. Dans les moments difficiles, elle fera la part belle au rêve pour vous emmener loin, très loin, là où vous seul avez envie d'aller.

Photos de vos proches ou horizons lointains... Pour ma part, je me suis concocté un mélange des deux avec, en prime, quelques icônes religieuses. Bien que je ne sois pas croyante au sens propre du terme (je crois plus à une force supérieure qui nous guide qu'à l'existence de Dieu), les images de la Sainte Vierge me tranquillisent. À mes yeux, elle représente la lumière qui éclaire l'âme de nos défunts. Pendant que je me bats contre la leucémie, l'esprit de ma grand-mère paternelle Marguerite, entre autres, est mon compagnon de route. Un compagnon qui me guide et m'apaise. Lorsque ma grand-mère maternelle, Geneviève, décédera quelques années plus tard, je ressentirai le même réconfort à l'idée de la sentir tout près de moi.

Après les photos, je demande la permission d'avoir un vélo d'appartement dans ma chambre stérile. La requête peut paraître « décalée » vu mon état de santé, mais elle n'a rien d'incongru. J'ai envie de faire revivre mon corps dont j'ai parfois l'impression qu'il n'est plus le mien.

Mou, flasque, atrophié, amoindri, avachi : quels tristes adjectifs pour qualifier votre nouvelle « enveloppe » ! Alors, qu'attendez-vous pour vous en occuper ? Vous avez besoin que votre organisme soit stimulé pour avancer. Ne le punissez pas inconsciemment en le privant de soins. Votre mental a pris la direction des opérations, certes. Il est devenu la locomotive sur laquelle vous comptez pour vous mener à bon port. Cependant, votre tête et votre corps forment un tout. L'un ne va pas sans l'autre. À l'hôpital, il n'est pas facile de faire de l'exercice, me direz-vous. Parlez-en avec le ou les kinésithérapeutes qui font partie de votre équipe soignante. Ils trouveront certainement des mouvements adaptés à votre état.

Chaque malade puise le réconfort où il le trouve : crochet, tricot, ordinateur, jeux de cartes, peluche... Le seul et unique animal auquel j'ai droit dans ma chambre stérile est le gros chien noir et blanc que j'avais repéré dans le kiosque à journaux de l'institut lors de ma première chimiothérapie. Je n'avais pas osé demander à Mathias d'aller me l'acheter, de peur qu'il me prenne pour un bébé. Mais à y bien réfléchir, n'est-ce pas le lot de tout malade ? Redevenir un enfant... Pendant les traitements, nos besoins vitaux dépendent du personnel soignant. Nous n'avons pas le choix : nous régressons. Une fois adulte, nous avons oublié les soirs où nous pleurions parce que nous avions peur du monstre caché sous notre lit. Pourtant, il n'est pas si lointain que ça, ce temps-là... Et le voilà qui revient. Accueillez-le comme une douceur.

Vous vous surprenez à parler à votre peluche, vous aussi ? Je ne suis donc pas la seule à m'adresser au gros chien noir que j'ai posé sur ma table de nuit. Je nous invente des dialogues dans le but de lui confier mes espoirs : « Bon, j'espère que demain matin, mes défenses immunitaires vont remonter. Tu crois qu'elles vont remonter, toi ? »

Je m'appuie également sur la télévision pour égayer mes journées. Je revois avec plaisir les spectacles d'Élie Kakou, un de mes comiques préférés, grâce à la gentillesse de Mathias qui se rend tous les après-midi au vidéoclub situé dans le centre de Villejuif pour me rapporter les cassettes que je lui réclame.

Je ris avec Élie Kakou mais je regarde aussi certains feuilletons comme *Les Feux de l'amour*, dont je suis fan. Ma grand-mère maternelle Geneviève, chez qui je passais la plupart de mes vacances étant enfant, est également une spectatrice assidue de la série. Nous sommes comme deux gamines lorsque nous commentons au téléphone les intrigues amoureuses des principaux protagonistes. Les conversations pendant lesquelles nous discutons de tout et de rien me sont d'un grand secours. Bien sûr, ce ne sont pas de hautes pensées philosophiques, mais j'ai besoin de légèreté.

On croit souvent que le malade n'a ni la force, ni l'envie de s'intéresser au quotidien. On craint de l'importuner avec des conversations qui n'ont aucun rapport avec son état. On ne va tout de même pas lui parler du dernier film de Woody Allen alors qu'il est épuisé ! Eh bien c'est une erreur ! Sans l'inonder du récit de l'actualité qui pourrait avoir un effet négatif, il est conseillé de lui parler de la vie hors les murs. C'est un bon moyen de le « distraire », de lui faire oublier sa maladie, et surtout son isolement. Au travers de discussions somme toute banales, le malade replonge dans la réalité et se projette dans l'existence qui l'attend, quand il sera guéri.

Je suis très attachée à ces moments de détente, à ces portes ouvertes sur l'extérieur, sur l'espoir. À l'hôpital (ou même chez soi), il est tentant de se laisser aller à la passivité. Je vois autour de moi des malades qui se replient sur eux-mêmes. Il y en a qui refusent les visites. Peut-être ont-ils besoin d'un temps de réflexion pour méditer sur le sens de cette épreuve. Si je comprends ce type de comportement, ce n'est pourtant pas ma philosophie de la vie. S'isoler n'est pas le meilleur service qu'on puisse rendre à son moral. Les divers traitements que nous subissons ont le pouvoir de détruire certaines des cellules de notre organisme. C'est déjà bien suffisant. S'il fallait en plus y laisser les cellules de notre mental...

Personne n'a le pouvoir de vous obliger à faire des projets. Après tout, vous êtes en droit d'hiberner si le cœur vous en dit. Il n'est écrit nulle part que le malade se doit d'être occupé s'il n'en a pas envie. Il n'est écrit nulle part que les chances de guérison diminuent ou augmentent en fonction du comportement. Je suis optimiste, donc je guéris ! Je suis pessimiste, donc je dépéris ! Tout n'est pas aussi simple... Je n'ai pas à juger les différentes attitudes des patients. Chacun se bat comme il peut. Néanmoins, je crois au proverbe : « Aide-toi, le ciel t'aidera. » Espérer un miracle n'est pas dans mon tempérament. Les miracles n'arrivent que si on leur donne un coup de pouce.

Les « petits coups de pouce », j'y ai recours à mainte occasion. Par exemple, afin d'éviter les escarres, je me lève régulièrement dans la journée, ne serait-ce que pour marcher autour de mon lit ou pour pédaler cinq minutes sur mon vélo d'appartement. Tous les matins, après le petit déjeuner, j'effectue ma toilette quotidienne au lavabo avec un gant en papier jetable avant de désinfecter les plis de ma peau (cou, aisselles, intérieur des coudes et des genoux). Les microbes aiment la chaleur et se nichent dans les zones qui ont tendance à frotter ou à transpirer. Je répète l'opération plusieurs fois par jour. Parfois, je fais appel à une esthéticienne pour un nettoyage du visage ainsi qu'un maquillage léger. Pour rien au monde je ne manquerais ces séances où je reprends des couleurs et pendant lesquelles je me sens redevenir une femme à part entière.

Je recommande à toutes et à tous ces soins gratuits dispensés par l'intermédiaire de l'hôpital. Pendant que des mains expertes et délicates vous cajolent, exit la maladie ! Ces instants un peu à part vous seront d'une grande aide pour réinvestir votre corps que vous avez peut-être pris en grippe. Soyez indulgents avec lui. Il se bat lui aussi comme un beau diable pour résister aux traitements de choc qu'on lui fait subir. Il se serait bien passé de cette expérience. Ne le rendez pas responsable de ce qui vous arrive et ne l'abandonnez pas à son triste sort.

La beauté n'est pas inutile lorsqu'il s'agit de retrouver l'estime de soi. Quel bonheur d'avoir de nouveau un joli teint ou de s'entendre dire que l'on a bonne mine. En vous « cocoonant », vous accumulez de l'énergie, cette énergie si précieuse pour vous aider à lutter.

Les massages de Mathias sont également des moments de pur plaisir dont je ne me lasse pas. Allongée sur le ventre, je passe des heures à me nourrir de la chaleur de ses mains. Les vertus des massages sont nombreuses et donnent souvent des résultats impressionnants. Ce n'est pas un hasard si les hôpitaux ont inclus dans leurs soins cette pratique de détente. Les massages n'ont pas d'incidence directe sur la guérison mais y contribuent néanmoins. Amélioration de la circulation sanguine, régulation du rythme cardiaque, apaisement, sensation de bien-être... Il paraît même qu'ils auraient une influence sur la concentration et la mémorisation. Cette thérapie semble fonctionner, entre autres, sur les personnes atteintes de la maladie d'Alzheimer en atténuant certains troubles du comportement comme les cris, notamment. Idem pour les personnes âgées qui, dans les cas de longs séjours à l'hôpital, vivent dans un isolement affectif. Les visiteurs (quand il y en a !) ne pensent pas toujours à les embrasser ou les toucher. Les massages qui leur sont procurés comblent ce manque.

Essayez ! Vous ne pourrez plus vous en passer.

Dans la matinée donc, petit déjeuner, toilette, séance de désinfectant, un petit tour de vélo et quelques jeux à la télévision – avant le plateau-repas de midi –, histoire de voir si ma mémoire fonctionne encore. Ce n'est pas mirobolant. Je me concentre avec difficulté et je m'aperçois que j'ai parfois du mal à trouver des réponses simples. Mais ça fait partie du combat. On ne peut pas être sur tous les fronts : résister à la maladie et se maintenir au top de ses performances intellectuelles.

⁂

Le moral ? Dans la journée, ça va encore. Grâce à mes occupations, je n'ai pas le temps de me fabriquer des idées noires. D'autant que mon trente et unième anniversaire s'annonce. Souffler mes bougies à l'air libre le 17 mars prochain serait le plus beau des cadeaux. Je m'accroche à cette éventualité de toutes mes forces. À la mi-février, j'ai entamé ma deuxième chimiothérapie. Une sortie quatre semaines plus tard ne me paraît pas utopique. J'ai bon espoir de me rétablir rapidement. J'y crois. J'y crois dur comme fer.

Mais quand la nuit tombe, l'angoisse monte... Mathias doit partir. Seule dans ma chambre, je m'escrime à trouver le repos. Les somnifères sont sans effet. Il n'y a que le Lexomil qui soit efficace. Et encore... Il me détend plus qu'il ne m'endort. Quand je parviens à m'assoupir, c'est par tranches d'une heure ou deux. Et quand je me réveille dans le noir, j'ai l'impression de ne plus voir les choses de la même manière. La solitude s'infiltre et, face à elle, je me sens démunie.

Les soins administrés, les diverses allées et venues, les cris, les rires, les grincements des chariots, le bruit des pas... Tout contribue à nous sécuriser à l'hôpital, dans la journée. Tôt le matin, l'établissement s'éveille au rythme des équipes qui se croisent. La machine se met en route pour diffuser, jusqu'au soir, un ronronnement permanent. La présence des équipes médicales crée autour de nous une sorte de bulle dans laquelle nos inquiétudes et nos douleurs sont contenues. Mais la nuit... La nuit, la bulle explose ! Les battements du cœur de la vie ralentissent. La rumeur devient plus feutrée. Les visites et les appels téléphoniques ne sont plus permis. C'est l'heure où le coup de blues s'annonce et où la douleur prend une autre dimension. On dirait qu'elle s'accentue, qu'elle choisit de nous tourmenter au plus mauvais moment, là où le personnel soignant se fait rare. Tout repose alors sur les épaules des infirmières et des infirmiers de nuit. Ah...

Si vous n'étiez pas là, mesdames, messieurs ! Que deviendrions-nous ? La nuit, les patients vous sollicitent à tout bout de champ mais cette douleur, est-elle physique ? Psychique ? Ou tient-elle des deux ? Évaluer de manière précise les plaintes de chacun, parler, écouter, surveiller, conseiller...

Vous êtes formidables, vous l'a-t-on déjà dit ?

Par chance, dès le matin, je ne suis plus la même. Les couloirs de l'institut s'animent et moi avec. Je veux fêter mon anniversaire dehors, voilà tout ce qui compte. Malheureusement, alors que l'échéance que je me suis fixée approche, le Dr Bourhis me fait comprendre que ma numération formule sanguine n'est pas suffisamment bonne pour envisager une sortie le 17 mars prochain. C'est encore trop tôt. Les transfusions de globules rouges et de plaquettes sont toujours d'actualité mais mes globules peinent à remonter et, de ce fait, me maintiennent en aplasie. J'accuse le coup en pleurant dans mon coin. Je ne veux pas montrer mon chagrin. Mais une petite voix intérieure continue de m'inciter à tenir bon. Mon intuition me dit que si je garde le moral, j'améliorerai à coup sûr mes chances de guérison.

J'ai raison de faire confiance à mon flair puisque, deux semaines plus tard, j'atteins de nouveau les mille globules blancs nécessaires au départ de cette chambre stérile. J'atteins péniblement, devrais-je ajouter. N'allez pas vous imaginer que l'amélioration soit subite. C'est qu'ils prennent leur temps, les blancs ! Parfois, ils vont jusqu'à nous narguer en piétinant plusieurs jours de suite. Allez... On ne se dé-mo-ra-li-se pas. On reste calme, on évite la nervosité (mauvaise conseillère), on s'en remet à la nature qui fait parfois des prodiges et à la médecine qui accomplit souvent des miracles.

Bien entendu, il arrive que l'on pense : « À quoi sert-il de rester enfermé si c'est pour récolter des résultats médiocres ? » Vous vous demandez pourquoi six semaines de chambre stérile dans votre cas et seulement quatre pour d'autres. Pourtant, vous êtes sage... Mais les blancs se fichent pas mal que vous soyez gentil ou pas, figurez-vous ! Pendant que vous les traitez de paresseux, ils s'activent comme des fous dans l'espoir de retrouver leur poste laissé vacant. Patience... On ne répare pas un corps humain comme on répare une machine, en changeant quelques fils ou en appuyant sur un bouton. Notre organisme est complexe et le remettre sur pied, surtout lorsqu'il s'agit du cancer, l'est tout autant. Chaque progrès, si minime soit-il, est le signe que la maladie régresse.

⁂

Fin mars. J'ai juste la permission de circuler dans l'institut. Les mille globules blancs réglementaires sont au rendez-vous mais l'équipe médicale préfère rester prudente et me garder en observation quelques jours supplémentaires. Le Dr Bourhis m'annonce la bonne nouvelle à sa manière, avec humour :

– Alors… Mademoiselle Marquay va être contente. Elle va pouvoir reprendre ses bêtises là où elle les a laissées…

Je saisis l'allusion mais je proteste immédiatement :

– Mais non, docteur, pas du tout !

– Bien sûr, bien sûr…

Le Dr Bourhis ne me croit pas. Il a raison. Parce qu'il y a de fortes chances qu'une fois dehors, je m'adonne de nouveau à mon sport favori : fumer. Comment oublier que ce n'est pas recommandé ? On me le répète assez. C'est dommage, je devrais profiter de mon sevrage forcé en chambre stérile pour arrêter mais je ne parviens pas à me contrôler. Et puis, flûte ! Pourquoi m'interdirait-on de fumer si je promets de ne pas abuser ? J'en ai assez qu'on me mette en garde. J'en ai assez qu'on pense pour moi. Je suis majeure, vaccinée et consciente du danger que je cours en me faisant plaisir de la sorte. Tant pis si ce plaisir n'est pas « bio ». Sous prétexte d'être malade, il faudrait renoncer à une cigarette, à un verre de vin ou à un éclair au chocolat. Je ne suis pas d'accord. Je ne vois pas pourquoi les petits bonheurs de la vie nous seraient retirés. Vous voulez que je vous dise ? Un petit délice, même déconseillé, vaut mieux qu'une grande frustration mal digérée. Évidemment, cette déclaration n'engage que moi et sera critiquée, à juste raison, par le corps médical. Et, cela va de soi, je n'incite personne à m'imiter. Mais je sais qu'en me lisant, nombre de patients désobéissants se sentiront moins seuls dans la culpabilité... Seulement attention ! J'ai parlé d'une *rare* cigarette-plaisir, pas de se remettre à fumer un paquet par jour. J'ai vu des malades aux poumons ravagés continuer d'avaler la fumée de leurs clopes à répétition. Ça, c'est carrément suicidaire !

Si à vous aussi on annonce que vous êtes libre de vos mouvements au sein de l'hôpital, un, deux, trois, prêt ? Partez ! Descendez prendre l'air au rez-de-chaussée. Attendez... Vous oubliez votre porte-monnaie ! Vous en aurez besoin pour acheter un magazine ou un paquet de bonbons au kiosque à journaux. À moins que vous ne vous offriez un bracelet ou un foulard chez la coiffeuse. Pourquoi ne pas faire le plein de timbres et de cartes postales ? Vos proches seront heureux de recevoir de vos nouvelles. Allez boire un verre à la cafétéria... Bref, sortez de votre lit ! Vous briserez ainsi la cadence des traitements et pourrez faire connaissance avec d'autres malades. Vous n'en avez pas envie ? Vous verrez pourtant avec quelle facilité la conversation s'engage.

Quand un patient atteint d'un cancer rencontre un autre patient atteint d'un cancer, de quoi parlent-ils ? Du cancer, bien entendu... Mais sans fausse pudeur et en allant à l'essentiel. Entre malades, on s'apprivoise rapidement et les confidences vont bon train. Ce peut être l'occasion d'apprendre beaucoup sur les autres mais aussi sur soi-même. Ce n'est pas parce que vous avez un cancer que vous ne pouvez pas tendre la main pour délivrer un message d'espoir. N'ayez pas honte de parler de vos progrès. Vos paroles positives encourageront les autres. Il est rassurant de se fréquenter entre cancéreux. Les associations et les groupes de parole basent leurs méthodes sur ce principe : rassembler des gens qui souffrent de la même maladie ou de la même dépendance pour échanger leurs témoignages. Ça fait beaucoup de bien de savoir que nous ne sommes pas les seuls à vivre ces choses-là.

En arpentant les couloirs de l'hôpital, je rencontre toutes sortes de malades. En discutant avec quelques femmes atteintes d'un cancer du sein, je m'aperçois que le soutien des proches n'est pas la norme absolue. Une d'entre elles est désespérée parce que son mari l'a quittée à la suite de sa calvitie. Une autre ne reçoit aucune visite. C'est triste à entendre et ça fait mal.

En recueillant ces différents témoignages, je me dis que je n'ai pas le droit de me plaindre. Mes parents, Mathias et mes amis ne se sont pas éloignés de moi dans cette épreuve. C'est aussi à eux que je dois ma guérison.

Chapitre 6

LE RÔLE DES PROCHES : PRIMORDIAL ET... DÉLICAT

Non... Je n'ai vraiment pas le droit de me plaindre tant je suis entourée et soutenue par ma famille, mes amis et mon fiancé. Sans Mathias, sans mon frère et ma sœur, sans mes parents, le combat aurait été cent fois plus difficile à mener.

On ne redira jamais assez combien l'entourage a un rôle essentiel à jouer dans la guérison du malade en l'aidant à franchir les différentes étapes de ses traitements, et en lui témoignant des preuves d'amour et d'amitié sans cesse renouvelées. Ce soutien est indispensable pour que le patient ne se sente pas abandonné.

Dans ce soutien, je n'oublie pas les enfants, si tant est qu'on ne leur ait pas caché la vérité. Un enfant est capable de s'adapter à beaucoup de situations, même les plus dramatiques pour peu qu'on mette des mots simples sur la réalité.

Expliquez-lui de quoi vous souffrez. Nommez votre maladie. Un cancer est un cancer, point final. Prévenez-le de votre absence si vous devez être hospitalisé et surtout, dites « au revoir » à votre bambin. Ne partez pas comme un voleur. Cette attitude, que vous croyez destinée à le protéger, pourrait être interprétée comme un abandon. Insistez sur le fait qu'il n'est pas responsable de cette situation et que le cancer n'est pas contagieux. Votre enfant pourra continuer à vous toucher et à vous embrasser comme avant.

La vérité est toujours plus facile à entendre que le mensonge. Les enfants ont la capacité de deviner ce qu'ils ne voient pas ou n'entendent pas. Seulement, en l'absence d'explications, ils imaginent le pire. Il n'y a qu'à voir quelle angoisse les ronge quand leurs parents se disputent trop fréquemment devant eux et qu'ils semblent trouver ça normal, jusqu'au jour où ils vous demandent d'une petite voix fêlée : « Dis, maman, vous n'allez pas divorcer, papa et toi ? » Alors, dans votre cas, à vous voir ainsi amaigri, diminué, sans cheveux lors de vacances hospitalières, puis à nouveau absent pour une nouvelle cure, que vont-ils penser ? D'abord que vous allez mourir, et ensuite que vous les quitterez sans leur avoir parlé ! Cela peut provoquer des traumatismes de longue durée.

Vouloir préserver son enfant de la souffrance contre son gré revient à prendre son chagrin en otage. Bien entendu, il ne s'agit pas de l'inonder de détails médicaux dont il ne saisira rien mais de l'informer de votre état de santé. Vous le trouvez trop jeune pour le mettre face à de telles responsabilités ? Demandez-vous alors comment vous allez vous y prendre pour lui cacher votre souffrance. Qu'allez-vous lui répondre s'il vous demande pourquoi vous pleurez ? Allez-vous l'écarter chaque fois que le mot « cancer » sera prononcé ?

Si aborder ce thème avec lui est pour vous insurmontable, il est possible de passer le relais à une tierce personne qui verbalisera à votre place ce que vous ne vous sentez pas capable de lui expliquer. L'enfant, une fois mis au courant, aura les moyens de « vivre » sa peine et de participer, à sa manière, à vos traitements. Vous ne regretterez pas votre décision lorsqu'il vous appellera à l'hôpital ou lorsqu'il vous enverra ses dessins.

Si votre fils ou votre fille est un adolescent, attendez-vous à ce qu'il masque son angoisse par une forme de détachement. Souvent mal dans leur peau, les adolescents dissimulent leurs véritables émotions derrière une attitude bravache. Ne prenez pas cette réserve pour argent comptant. Ne vous formalisez pas et n'allez pas croire qu'ils s'en fichent. Laissez-les s'exprimer avec toute la maladresse dont ils peuvent faire preuve, parfois. Après tout, ils ne sont plus des gamins... et pas encore des adultes.

Vis-à-vis de qui que ce soit, « planquer » ou « déguiser » son cancer dans l'espoir d'épargner son entourage est, à mon avis, une façon de s'isoler à coup sûr. De toute manière, vos proches finiront tôt ou tard par le savoir. Ils ne comprendront pas pourquoi vous les avez tenus à l'écart, même si cette mise à distance partait d'une bonne intention. Or, vous avez besoin d'eux, comme eux ont besoin de vous. Associez-les dès le début à votre combat. Ainsi, vous leur prouverez votre confiance et votre attachement. De leur côté, ils seront heureux de vous venir en aide et de se sentir utiles. Vous rendre service permettra d'atténuer cette sorte de sentiment de culpabilité qu'ils éprouvent à être en bonne santé, face à vous.

Grâce aux traitements, le cancéreux est pris en charge médicalement parlant. Mais il serait faux de croire que tout repose entre les mains des médecins et des infirmières. Leur charge de travail est telle qu'ils n'ont matériellement pas le temps de gérer sur le long terme les émotions des patients. Et ils ne vous connaissent pas aussi bien qu'une mère, un père, un ami ou un conjoint. De plus, il est vital pour le malade de savoir qu'il a encore de la valeur pour les siens. Les témoignages d'affection qu'il reçoit lui sont indispensables pour se projeter dans l'avenir.

Et pourtant, certains refusent la sollicitude des infirmières ou de leurs proches parce qu'ils ne veulent pas craquer devant eux ou parce que l'image qu'ils renvoient leur paraît dégradante. Vivre en huis clos avec le cancer... J'ai du mal à comprendre. Encore une fois, je ne porte pas de jugement. Préférer le tête-à-tête avec la maladie ? Pourquoi pas... Cependant, il me semble que se montrer tel qu'on est n'est pas un signe de faiblesse. Au contraire. Il faut du courage et une bonne dose d'humilité pour admettre qu'on n'est pas aussi fort ni aussi beau qu'on le voudrait.

À l'inverse, ce n'est pas parce que vous vous retrouvez dans le monde des cancéreux qu'il faut estimer que tout vous est dû. Le patient vit avec la douleur, certes, mais ses proches aussi ! Le cancer fait voler en éclats la vie de couple ou la vie de famille. Serait-il trop fort d'affirmer que le cancer fait voler en éclats la vie tout court ? Il impose son rythme avec les risques de décalage que cela suppose entre le malade et son entourage. Lorsqu'on attend de la part des autres générosité et compréhension, il est normal qu'il y ait un juste retour des choses. Le patient ne doit pas penser qu'eu égard à son statut de cancéreux, il est en droit d'exiger que la Terre s'arrête de tourner pour lui. En son absence, les proches ont fort à faire. Ils doivent apprendre à contenir leurs émotions tout en aménageant le quotidien. C'est particulièrement vrai pour le conjoint dont le rôle au sein de la famille se trouve modifié. Prendre la place de l'autre est déstabilisant. Ayez-en conscience, et au lieu de critiquer certaines maladresses, dites merci.

L'entourage s'interdit parfois de poser la question : « Comment vas-tu ? » Il sait quand même bien que vous n'êtes pas au mieux de votre forme. Alors le silence s'installe... Et si vous leur demandiez, vous, comment ils vont ? Le cancer rend malade, mais pas indifférent. Vous aimez vos proches. C'est peut-être le moment ou jamais de le leur dire. Leur vie vous intéresse, leurs problèmes également. Pourquoi ne pas les aider à les exprimer franchement ? Essayez d'être tolérants face à certaines réactions parfois surprenantes ou déroutantes. Vos proches vont connaître des hauts et des bas. Comme vous, ils vont se sentir tour à tour nerveux, affolés, abattus ou agressifs. Le cancer nous apprend que nous ne sommes pas les seuls à souffrir, sauf si la maladie nous sert d'excuse ou d'œillère.

Pour ma part, j'essaie de garder le sourire pour chacun de mes visiteurs. Je mets un point d'honneur à ne pas afficher une mine de circonstance. C'est une manière de marquer mon respect. J'ose même l'humour, quand je ne suis pas trop fatiguée. Je tourne le cancer en dérision. Mettez-vous à la place des gens qui viennent vous voir. Ne vous leurrez pas : ils ne le font pas toujours de gaieté de cœur. La douleur met mal à l'aise. Alors si vous les accueillez en ayant l'air de porter toute la misère du monde sur vos épaules... Je ne dis pas qu'il faille jouer au clown pour faire passer la pilule. Je dis juste qu'il est bon, parfois, de surmonter sa tristesse ou son désarroi pour aider les proches à venir vers soi. Car ce n'est pas évident de se rendre au chevet d'un cancéreux... Accompagner un malade est un défi que les proches ne se sentent pas toujours capables de relever. Vous faites partie de ceux-là ? Avant de renoncer, laissez-vous une chance de vous prouver que vous êtes à la hauteur. Ne prenez pas la fuite. Tout mais pas ça ! Vous êtes choqué, bousculé, retourné ? On le serait à moins. Voir un être cher dans la peine nous renvoie à nos propres souffrances et à nos propres peurs. Cette interaction peut être insupportable, je l'admets. Quand, en plus, on n'obtient pas de réponse à ses questions... Que faire en entrant dans la chambre ? Garder le silence ? Parler comme si de rien n'était ? Et comment agir ? Avec compassion ? Avec une légèreté apparente ? Sûrement pas avec indifférence, en tout cas ! L'indifférence, pour le malade, n'est rien d'autre qu'une forme d'abandon. Beaucoup de témoignages d'anciens patients soulignent la propension de certaines personnes de leur entourage à se retirer du jeu lorsqu'il devient menaçant ou dangereux pour leurs propres émotions. Est-ce si compliqué de dire : « Ton cancer m'effraie, je ne sais pas comment réagir » ? Avouer son désarroi est plus constructif qu'un départ sans préavis. Le patient peut alors rebondir et rassurer son interlocuteur en lui expliquant que les grands mots ne sont pas toujours utiles... et que passer le voir ne condamne pas ses visiteurs à la même maladie que lui !

Vous ne pouvez pas être aussi présent que vous le souhaiteriez ? La quantité ne fait pas la qualité. Le principal est d'assumer vos engagements et de ne pas vous surestimer en promettant ce que vous ne pourrez pas tenir. Le malade a la possibilité d'envoyer du courrier, comme il a la possibilité d'en recevoir. Écrivez-lui. Il est souvent plus facile d'exprimer ses sentiments sur papier. Téléphonez-lui. Envoyez des SMS. Ceux qui ne sont pas en chambre stérile apprécieront que vous ayez pensé à eux en leur faisant parvenir des livres, des fleurs, des gâteaux, des bonbons ou toutes sortes de petites choses dont vous savez qu'elles leur feront plaisir : photos, cassettes, articles de magazine, dessins... À vous de trouver !

À vous également (décidément... on vous en demande beaucoup) d'être suffisamment à l'écoute pour éviter de tomber dans un optimisme à tout crin. Le malade, même fragilisé, est loin d'être dupe. Un comportement trop positif doublé d'un : « Allez... Tu vas y arriver ! » n'ont pas toujours les effets escomptés. De même, les phrases toutes faites comme « je sais ce que tu ressens » alors que vous n'avez jamais été malade ou « je te plains, comme ça doit être terrible » sont difficilement recevables. Oui, c'est terrible ! Cela vaut-il la peine d'en rajouter ?

Ce dont le malade a besoin, c'est qu'on le regarde droit dans les yeux. Un regard fuyant ne manquera pas de mettre l'accent sur votre gêne qui pourrait être interprétée comme un manque de sincérité ou un sentiment d'effroi devant la pauvre chose que vous êtes devenu. Si malaise il y a, exprimez-le. Abordez les mêmes sujets que d'habitude, sauf ceux qui fâchent. Parler du cancer n'est pas proscrit. N'allez pas en faire un sujet tabou.

Si le patient est dans l'obligation de vivre à la fois la perte de son intégrité physique, la perte de son travail et la perte de son rôle au sein de son couple et de la famille, il ne doit pas être réduit pour autant à un être incapable de penser.

En résumé, je crois que le plus simple est encore de rester naturel. Changer de personnalité ou d'attitude passerait pour de l'hypocrisie. Alors... Montrez-vous présent, osez parler de vous et de votre ressenti. Et surtout, témoignez au patient de l'amour ! N'ayez pas peur de le toucher, de le caresser. Je rappelle que le cancer n'est pas contagieux et que le malade n'est pas un pestiféré. Frôler un crâne dégarni, prendre une main crispée, caresser une cicatrice boursouflée sont des marques de tendresse qui n'ont pas de prix. Quant aux sautes d'humeur du malade, ne les prenez pas pour vous personnellement. Elles ne sont que l'expression de son mal-être.

Dernier conseil, et non des moindres, destiné aux hyper-serviables : apprenez à vous protéger. Dire « non » au malade n'est pas faire preuve de méchanceté. N'acceptez pas tous ses ordres et n'ayez pas mauvaise conscience s'il grognonne en disant qu'il ne vous voit pas assez. Vous avez besoin de votre espace de liberté pour tenir la cadence et vous ressourcer. Par ailleurs, avant de vous lancer dans la bataille, pensez à vous organiser pour que chaque membre de la famille participe à votre dévouement, vous soulage de certaines tâches, prenne sa part de visites. À trop vouloir donner, on oublie qu'on existe et les retours de bâton sont alors à la mesure du sacrifice que l'on s'est imposé. Demandez de l'aide à vos amis ou à vos voisins qui seront ravis d'être mis à contribution. En les impliquant, vous faites d'eux des acteurs à part entière de la guérison et non plus des spectateurs passifs.

Stop ! diront certains malades. *Comment faire le tri dans toutes ces recommandations ? On me répète que le plus important est de garder le moral, de ne pas baisser les bras. Vous croyez que c'est facile, vous ? Il est nécessaire pour le malade d'agir comme ceci... Il est important pour le malade d'agir comme cela... Je me demande comment font les gens qui sont seuls, ceux qui n'ont ni famille, ni amis. À quoi ou à qui se raccrochent-ils ? Vous voyez, moi, j'ai peur. Peur du regard des autres, peur de mes propres réactions. Je doute. Je ne dors plus. Personne ne peut comprendre ce que je ressens. Je communique mal avec mon entourage. Mes enfants ? Je ne sais pas quoi leur dire. J'ai perdu mes repères, je suis fatigué, épuisé, j'en ai marre de tous ces traitements, de tous ces conseils. Je suis triste, voilà la vérité. Je suis triste et j'ai des idées noires. Je ne veux voir personne, je veux juste qu'on me fiche la paix !*

Stop ! diront certains proches. *Le rôle de « bienfaiteur » qu'on veut me faire endosser est trop lourd à porter. J'ai un travail, je dois m'occuper du quotidien, des enfants. Entre les allers et retours à l'hôpital, les soins à la maison, les courses et le ménage, je perds courage. Le soir, je m'abrutis devant la télé. Je prends des somnifères et parfois un verre ou deux pour me calmer. Comment dire au malade que je suis au bout du rouleau alors qu'il se bat pour sa survie ?*

Lorsque les efforts du patient et de son entourage ne permettent plus d'avancer dans la période de traitement ou d'après traitement, survient une phase où chacun se croit dans une impasse. À ce moment-là, les sentiments éprouvés de chaque côté sont suffisamment lourds pour qu'on envisage l'aide d'un psychiatre ou d'un psychologue.

J'en vois déjà qui poussent des hauts cris ! *Un psy ? Mais je ne suis pas fou ! Je peux me débrouiller seul. Je n'ai pas envie qu'on me bourre de médicaments.* Pourtant, on ne vous propose pas de voir un psy parce que l'on pense que vous êtes malade mentalement, mais parce que vous traversez une période délicate de votre vie. Grâce à des entretiens d'écoute, le psychiatre ou le psychologue vous aidera à extérioriser sans crainte vos angoisses les plus profondes. Ces professionnels des « maux de l'âme », tenus au secret, ne sont pas là pour vous gaver d'antidépresseurs. Une seule séance suffit parfois à remettre les pendules à l'heure. Présents dans la majorité des services hospitaliers, ils sont à votre disposition. Ils peuvent recevoir aussi bien les malades que les proches, afin de permettre à ces derniers d'être encore plus présents au côté de celui ou de celle qu'ils veulent soutenir.

Vous êtes décidé à consulter mais l'hôpital se trouve loin de votre domicile et vous déplacer est compliqué ? Vous pouvez d'abord vous adresser à votre médecin généraliste pour lui demander conseil. Un interrogatoire ciblé lui permettra de vous diriger vers le type de soutien qui vous conviendra le mieux. Peut-être même que le simple fait de vous confier à lui vous sera d'un grand secours pour franchir ce cap difficile. Si vous n'êtes pas à l'aise à l'idée de voir un psychiatre ou un psychologue pour la première fois, dialoguer avec votre médecin traitant favorisera une transition en douceur. Vous pouvez aussi faire appel à des associations qui vous communiqueront le nom et les coordonnées de spécialistes.

Le tout est maintenant de savoir si le spécialiste en question vous conviendra. Une fois de plus, faites confiance à votre intuition : le psychiatre ou le psychologue qui vous reçoit vous met-il à l'aise ? Vous sentez-vous bien dans son cabinet ? Prend-il le temps de vous écouter ? (En général, une séance dure au moins trois quarts d'heure.) Là encore, le ressenti est très personnel et vous êtes la seule personne à pouvoir juger de la qualité de l'échange. Quelques indices peuvent cependant vous conforter ou non dans votre choix : un bon psy n'est ni un censeur ni un moralisateur. Il n'est pas là pour vous juger ou vous donner des ordres mais pour vous « guider vers ». C'est la raison pour laquelle il ne faut pas vous attendre à ce qu'il règle vos problèmes à votre place. Quant à la distance qu'il affiche pendant les séances, elle est indispensable pour éviter que l'affectif ne prenne le pas sur la thérapie proprement dite. Un psy n'est ni un copain, ni un ami, contrairement à ce que vous fera croire un charlatan. Fuyez si vous constatez que votre pseudo-thérapeute vous abreuve de paroles mielleuses en vous promettant monts et merveilles. Il pratique des honoraires prohibitifs, souhaite vous rencontrer en dehors de son cabinet, vous incite à abandonner votre traitement pour des médecines parallèles ou insiste pour vous convertir à une nouvelle croyance ? Autant de signes qui doivent vous mettre la puce à l'oreille. Vous avez des doutes sur ses compétences ? Rien ne vous interdit de lui demander le nom et l'adresse de son institut de formation pour vérifier l'obtention de ses diplômes auprès de la Fédération française de psychothérapie, par exemple. Son refus ne fera que confirmer ce que vous pressentiez déjà. Il y a bien anguille sous roche...

Les groupes de parole, organisés par la ligue nationale contre le cancer et animés par des professionnels, représentent une autre alternative précieuse dans la mesure où ils permettent à des personnes vivant ou ayant vécu la même expérience de se rencontrer, d'échanger, de se soutenir mutuellement. Un proverbe arabe dit que lorsqu'on est victime d'une maladie, après le médecin, la première personne à voir est celle qui a subi la même affection que vous. Sage conseil...

Chapitre 7

LE BOUT DU TUNNEL

– Prudence, mademoiselle Marquay... Prudence !

Le Dr Bourhis, qui sait comment dédramatiser les situations les plus critiques, ironise pour tenter de me faire changer d'avis, même s'il sait que c'est peine perdue. Suite au bon déroulement de mon deuxième traitement, je peux prétendre à quinze jours de vacances. Je me mets en tête d'aller au bord la mer. Mon cher Dr Bourhis, habitué à mes coups de folie, s'insurge. Il me rappelle que je dois revenir à l'institut pour une troisième et dernière cure qui sera suivie, dans le cadre du protocole clinique, d'une autogreffe de moelle, c'est-à-dire d'une greffe effectuée par mes propres cellules. En effet, même en cas de rémission complète, il arrive qu'il persiste des cellules malignes responsables de rechute chez beaucoup de patients. C'est le cas notamment lorsque les cellules cancéreuses se logent dans des organes difficiles à atteindre (le cerveau) ou en cas de résistance à certaines molécules. La rechute peut survenir alors en quelques semaines à peine. Un ou plusieurs traitements dits de consolidation (selon les protocoles et le type de cancer) sont instaurés pour prolonger la rémission. La greffe de moelle fait partie de ces traitements.

D'après ce que j'ai compris, cette autogreffe consiste à prélever au patient un peu de moelle saine. Ensuite, la moelle est réinjectée au malade afin de raccourcir la durée de l'aplasie après un nouveau traitement à hautes doses. L'allogreffe, quant à elle, s'effectue à partir d'un donneur compatible (sœur, frère ou donneur anonyme) et est indiquée pour la consolidation du traitement de certaines leucémies aiguës après la mise en rémission par les premières chimiothérapies.

Si c'est pour la bonne cause, je suis prête à me plier aux désirs des médecins.

Le Dr Bourhis me rappelle également, non sans malice, que Villejuif n'est pas au bord de la mer. Pas grave ! Je veux voir la mer, j'irai voir la mer. Sous le soleil, de préférence. Et pour être certaine d'avoir beau temps en ce début du mois d'avril, je me verrais bien descendre sur la Côte d'Azur.

Peu importe qu'on me mette en garde sur le caractère périlleux d'un tel déplacement. Mathias est obligé d'accéder à ma requête. S'il ne m'emmène pas avec lui, je trouverai un autre moyen de réaliser mon vœu le plus cher. Il me connaît mieux que quiconque : quand j'ai décidé de faire quelque chose, je deviens sourde aux avertissements susceptibles d'entraver mes projets. De toute façon, Mathias me ressemble. Il a lui aussi du mal à résister à ses envies, même les plus farfelues. Il peut donc me comprendre.

⁂

Place à l'aventure ! Confortablement installée à l'arrière de la voiture, les jambes allongées sur la banquette, je regarde défiler le paysage. Pour déjeuner, nous nous arrêtons sur une aire d'autoroute. Jusque-là, tout va bien. Mais dans l'après-midi, le trajet se gâte. Petit à petit, je me sens de plus en plus fiévreuse. Je dis à mon fiancé de ne pas s'inquiéter si je dors un peu. Sans doute la fatigue du voyage...

Alors que nous arrivons à Antibes chez la mère de Mathias, j'ai besoin d'aide pour descendre de la voiture et marcher jusqu'à la maison. Je m'allonge immédiatement afin de prendre ma température. Pendant près de deux heures, je me maintiens à 40 °C. Nous ne pensons pas à prendre contact avec l'institut Gustave-Roussy. C'est si loin, Villejuif…

Pourtant, je dois y retourner tout de suite. Sur place, l'équipe médicale, après des examens approfondis, s'aperçoit que ma fièvre est due à un microbe qui s'est introduit dans mon cathéter. Il faut donc le remplacer immédiatement et me mettre sous antibiotiques.

Cependant, il me reste un quota de vacances avant ma troisième chimiothérapie et je compte bien en profiter. L'épisode de la Côte d'Azur ayant calmé mes ardeurs, je décide d'un commun accord avec Mathias de séjourner de nouveau à l'hôtel, près de l'institut.

Décidément, mes convalescences de proximité ne me réussissent pas. Je retrouve les mêmes sensations que la première fois. Mes cheveux n'ont pas encore repoussé. Je suis très pâle. J'ai mauvaise mine. Je me pousse pour faire quelques pas. Les moments où je reprends du poil de la bête sont suivis d'une immense lassitude. Disons qu'il y a des hauts et des bas. Une fois encore, je suis déçue. Si je continue à ce rythme, je peux dire adieu à mes ventes de maillots sur la plage…

Beaucoup de malades ont dans l'idée de reprendre leur activité professionnelle dans les plus brefs délais. C'est effectivement envisageable pour les patients qui récupèrent vite et bien. Il y en a même qui travaillent sous traitement. Si vous faites partie de ceux-là, il me paraît indispensable de mettre votre employeur au courant de votre maladie. Dans la mesure où les traitements jouent sur votre physique, je vois mal de quelle manière vous allez pouvoir camoufler votre fatigue. Vos arrêts de travail répétés ne passeront pas inaperçus. *Mais je risque un licenciement ! Qu'adviendra-t-il de la promotion qu'on m'avait promise ?* Il est humain de vouloir reculer l'échéance de l'aveu pour préserver une source de revenus (parfois la seule de la famille), mais votre état de santé passe en priorité. Préservez-vous. S'il vous arrivait malheur, ce serait pire encore. Ayez confiance. J'ose espérer que toutes les entreprises ne sont pas dirigées par des hommes ou des femmes sans cœur ! Dans tous les cas, un soutien psychologique peut se révéler profitable, de même que les conseils d'une assistante sociale ou d'associations qui ont l'habitude de régler de genre de problème. Vous avez besoin de votre activité professionnelle pour votre équilibre ? Mais est-ce vraiment compatible avec la maladie ? L'idéal reste une reprise en douceur.

Des temps partiels ou des mi-temps thérapeutiques sont quelquefois accordés avec l'avis du médecin du travail. Renseignez-vous !

Pour d'autres cancéreux, l'exercice de leur métier doit faire l'objet d'une pause. Pas facile... On voudrait pouvoir inverser la vapeur, claquer des doigts et que tout redevienne comme avant. Mais ce n'est pas toujours possible, ni conseillé d'ailleurs. Vous qui rêviez tant de vous reposer quand vous étiez en activité... Vous auriez préféré que ce repos vous soit imposé dans d'autres conditions mais pester contre le temps libre qui vous est offert (de force... je sais !) ne vous sera pas d'un grand secours. Puisque vous êtes tenu de faire une parenthèse, essayez de vous arranger pour qu'elle se déroule de manière agréable.

*
**

Ultime chimiothérapie. Je m'accroche ! Premièrement parce que j'ai fait le plus gros. Ce serait vraiment trop bête de craquer maintenant. Deuxièmement, parce que je maîtrise désormais le système de la chambre stérile. J'y ai mes habitudes. Étant donné la lenteur avec laquelle mes globules blancs s'activent après chaque traitement, je ne me fais aucune illusion. Je suis ici pour au moins six semaines supplémentaires (en fait, il m'en faudra huit !). Je punaise donc mes photos aux murs, j'installe mon chien en peluche sur ma table de nuit et... vogue la galère !

Il y a pourtant une différence de taille avec les chimios précédentes. C'est la première fois qu'on me demande si je souhaite rencontrer un gynécologue. Je m'étonne. Qu'est-ce qu'un gynécologue vient faire dans ma leucémie ? J'apprends alors avec stupeur que, dans le cadre de la greffe de moelle, il est possible de se faire prélever des ovules, ou des ovaires, ou des spermatozoïdes pour les congeler au cas où... Au cas où quoi ? Au cas où je deviendrais stérile ? Les médecins ont beau m'expliquer les tenants et aboutissants de cette greffe de moelle avec beaucoup de délicatesse, je réagis très mal à la nouvelle : oui, le traitement préparatoire par radiothérapie et chimiothérapie à hautes doses effectué avant la greffe de moelle osseuse entraîne la stérilité. Sans même réfléchir aux conséquences – si je dis non, je risque ma peau –, je récuse l'intervention jugée pourtant nécessaire pour clore le protocole.

Malgré les explications qui me sont fournies, je suis certaine de ne pas avoir besoin de cette greffe. Je veux devenir mère en mettant moi-même mes enfants au monde. Je parviens à garder le moral justement parce que mon objectif majeur est de fonder une famille. Je veux des enfants de ma chair, de mon sang, grandis dans mon ventre. Rien ni personne ne pourra m'en empêcher.

On tente de me raisonner. Le Dr Bourhis y met toute sa détermination, ainsi que mes parents et Mathias. Pour eux, la stérilité n'est pas la fin du monde. Il y a toujours la solution de l'adoption. L'équipe médicale s'évertue à me faire revenir sur ma position pour suivre le protocole prévu. Mais je m'oppose à la greffe. Je prends cette décision en mon âme et conscience. C'est également en mon âme et conscience que je propose de signer une décharge dégageant l'institut et les médecins de toute responsabilité en cas de décès. Le Dr Bourhis ne juge pas utile d'aller jusque-là. En revanche, j'achèverai mon traitement par une chimiothérapie de consolidation.

Que dire de plus à un malade, si ce n'est qu'il est nécessaire d'aborder les conséquences d'un traitement avant qu'il ne débute ? Apprendre l'éventualité ou la probabilité certaine d'une stérilité future ne va pas manquer de provoquer un cataclysme supplémentaire. Faire le deuil d'une maternité ou d'une paternité (je pense notamment aux pesonnes jeunes pour qui ce serait le premier enfant) est, pour certains, intolérable à vivre. Le poids de la souffrance est double. Se battre pour guérir tout en perdant ses chances de devenir parent. Des solutions existent. Parlez-en avec votre médecin sans tarder car leur mise en place nécessite une préparation particulière.

Néanmoins, j'ai eu de la chance. Je « pouvais », même si c'était hyper risqué, renoncer à l'autogreffe de moelle. Mais il y a des malades qui n'ont pas le choix : c'est la greffe ou la mort. Et là, de nouveau tout un travail sur soi se révèle nécessaire pour renoncer à être père ou mère sans pour autant sombrer dans le désespoir, ou pour établir un processus de fécondation in vitro, ou encore pour penser à adopter. Et surtout pour se dire que la chose la plus importante, c'est de vivre !

Puisque la greffe de moelle n'est pas envisageable sur-le-champ – de par ma volonté, j'insiste sur ce point – je propose qu'on effectue un prélèvement de ma moelle osseuse afin de la congeler et de l'utiliser si par malheur je devais rechuter après ma troisième chimiothérapie. Téméraire, mais pas folle ! Le Dr Bourhis accepte ma proposition.

Le réveil est particulièrement douloureux. Pendant quelques jours, j'ai beaucoup de difficulté à marcher. Et manque de chance, ce premier prélèvement n'est pas assez riche. Il va falloir renouveler l'opération mais pas avant le début août.

J'ai donc deux mois de répit. Je file sur la Côte d'Azur rejoindre mon fiancé qui m'a devancée pour retrouver son job d'été : le saut à l'élastique. Je suis heureuse de le voir retravailler car pendant six mois, de janvier à juin, il a dû piocher dans nos économies pour assumer ses visites journalières.

Les frais médicaux liés au cancer sont remboursés dans leur intégralité. Il n'en est pas de même pour les frais annexes comme le transport entre le domicile et l'hôpital, l'hébergement sur place, la garde des enfants, sans compter le congé sans solde du conjoint qui a arrêté de travailler pour rester auprès du patient. Tout le monde ne peut pas assumer de telles dépenses ou un tel manque à gagner. Aussi, avant votre traitement, contactez l'assistante sociale de l'hôpital qui est compétente pour vous renseigner sur les aides auxquelles vous avez droit. Contactez également votre Caisse d'allocations familiales, sans oublier votre mutuelle, afin d'éviter les mauvaises surprises.

Car des mauvaises surprises il peut y en avoir, surtout avec les banques et les assurances, peu disposées, en général, à accorder des facilités aux cancéreux. Disons les choses telles qu'elles sont : pour les organismes financiers, vous avez déjà un pied dans la tombe et ce n'est pas avec celui qui vous reste que vous allez pouvoir rembourser ou contracter un emprunt ! Que vous soyez guéri n'y changera rien. Je n'apprendrai à personne qu'en matière d'argent, on ne prête qu'aux riches en bonne santé. Souhaitons que les mentalités changent avec la convention Belorgey, signée en mars 2001 par les pouvoirs publics et des associations de malades.

Selon les termes de cette convention, en théorie, les patients présentant « un risque aggravé concernant leur état de santé » ne pourront plus se voir refuser des crédits au motif de leur maladie, tout comme ils ne devraient plus être pénalisés par des intérêts ou des primes exorbitants.

En pratique, la réalité est un peu différente. Force est de reconnaître que la convention Belorgey n'a pas encore fait évoluer les mentalités. Néanmoins elle a le mérite d'exister et vous pouvez vous appuyer sur sa mise en application effective en cas de refus ou de non-réponse de la part de votre banquier ou de votre assureur. La Ligue nationale contre le cancer, quant à elle, propose d'y voir plus clair grâce à ses consultations juridiques. En outre, il est désormais possible de déposer un recours auprès de la Commission de médiation de l'assurance (ministère de l'Économie, des Finances et de l'Industrie, 54, rue de Châteaudun, 75009 Paris, tél. 01 55 07 41 41).

*
**

À Antibes, pendant que Mathias travaille, de mon côté je n'ose pas trop sortir. J'ai encore des maux de tête et des baisses de tension. Je crains de rechuter mais je dissimule mon angoisse. Je ne veux pas effrayer mes proches. Je n'ai pas envie de m'habiller, je passe mes journées en jogging. À quel moment vais-je pouvoir me débrouiller seule sans appréhension ? Pour l'instant, je ne me sens pas prête à reprendre le volant. Je m'oblige tout de même à me balader au bord de la mer. Le soleil me revigore. Je mange beaucoup de glaces. Encore le sucré ! Mes parents, qui résident à Menton, me rendent visite. Mes cheveux repoussent. J'ai sur le crâne un léger duvet... roux.

Je retourne à l'institut début septembre avec ma mère pour le deuxième prélèvement de moelle. Nous passons ensemble quinze jours à l'hôtel car je dois subir des examens préalables. J'avais eu très mal lors du réveil de ma première ponction. Pour la deuxième, c'est pire encore. Bardée de pansements, je peux à peine marcher. Mais je n'aurai pas souffert le martyre pour rien. Cette nouvelle ponction est un succès.

Le bilan de mes trois chimiothérapies successives est plus que positif. Je suis en rémission complète. Pourtant, on ne peut se dire guéri qu'après un délai de cinq ans, en sachant que les deux années qui suivent la fin du traitement sont les plus fragiles.

Mais j'envisage l'avenir avec sérénité.

Chapitre 8

ET APRÈS ?

Après ? La vie recommence ! Je suis impatiente de retravailler. Je me vois mal rester les bras croisés pendant un an comme les médecins de l'institut me l'ont suggéré. Douze mois de repos... Impossible ! Je veux retourner aux Antilles. Je suis suffisamment d'attaque pour reprendre mes ventes sur la plage du Club Méditerranée. Une fois ma décision prise, je contacte aussitôt Véronique, mon ancienne directrice. Promesse tenue ! Ma place m'attend. Je lui suis reconnaissante de me faire ainsi confiance. Neuf mois après mon arrivée à Paris, je m'envole pour Fort-de-France, le 15 octobre 1998.

Pendant près d'un an, j'ai vécu dans la dépendance. Dépendance aux médecins, dépendance aux traitements, dépendance aux miens. Il faut à présent que je sorte de ma coquille, que je me responsabilise, que je me libère pour grandir. Ce nouveau départ passe par un éloignement forcé.

Je choisis de partir loin de l'institut. Mais que cela ne m'empêche pas d'y revenir pour des bilans réguliers, me recommande-t-on. On me demande même de donner des nouvelles, ce dont je m'abstiens. Je sais que cette attitude peut paraître aussi ingrate qu'irresponsable, et je n'en suis pas particulièrement fière, même si, par la suite, je me suis confondue en remerciements, privés et publics, à l'égard de l'institut Gustave-Roussy, de ses médecins et de tout le personnel soignant. Mais là, sur le coup, je n'ai pas envie de gamberger ni de me replonger dans l'ambiance de l'hôpital en me rendant à leurs visites de contrôle. Je me ferai suivre sur place. Et je ne perds pas de vue que, pendant cinq ans, je vais être en sursis.

*
**

Je reconnais avoir eu l'immense privilège de récupérer assez vite et, de ce fait, de pouvoir reprendre une vie sociale sans aucun soutien psychologique. Cela arrive, bien entendu, mais ce n'est pas fréquent, loin de là. Le Dr Bourhis a été formel sur ce point : l'après-cancer ne signifie pas un retour à la normale immédiat. Il m'a prévenue des risques que j'encourais si je m'obstinais à vouloir emballer la machine. Je ne l'ai pas écouté, et je n'ai pas subi de gros inconvénients. Mais je ne pavoise pas plus que je ne vous engage à m'imiter. Restez prudent ! Dans la plupart des cas, mieux vaut se plier aux directives médicales, même si l'on a hâte de retrouver la vie d'autrefois.

Qui n'a pas envie de tourner la page après la fin des traitements ? On pense qu'il suffit de rentrer définitivement chez soi pour que la parenthèse se referme et qu'on n'en entende plus parler. On est tellement heureux de pouvoir passer à autre chose, même si cet autre chose implique le deuil de notre vie « chimique ». Loin de l'équipe médicale qui vous a suivi et à laquelle vous vous êtes sans doute attaché, il va falloir regagner votre autonomie. Lâché dans la nature après avoir vécu en captivité, vous avez l'impression de ne plus vous repérer. Votre retour à la maison, si vous n'êtes pas seul, est attendu et tout le monde se montre bienveillant. D'où vient donc cette fragilité ? C'est simple... Tant que les cinq années de sursis ne se seront pas écoulées, vous vivrez avec une épée de Damoclès au-dessus de votre tête. Heureusement, les visites de contrôle sont faites pour éviter la panique et pour vous rassurer sur votre état de santé.

Si des manifestations dépressives ne se sont pas développées pendant le traitement, c'est maintenant qu'elles peuvent apparaître, aussi bien pour vous que pour vos proches qui, à l'arrêt des soins, relâchent souvent la pression et ont du mal à comprendre que vous ne soyez plus le ou la même qu'avant. Il faut dire que tellement de choses ont changé, à commencer par vous...

D'abord, vous vous sentez épuisé. Faut-il rappeler que votre organisme a besoin de temps pour s'acclimater au nouveau rythme que vous allez lui imposer ? La fatigue est légitime et ne signifie pas que vous allez rechuter. Ne vous sentez pas coupable de ne pas effectuer avec la même aisance les gestes de la vie quotidienne. Quand j'ai repris mon travail en Martinique, je n'étais même plus capable de calculer mentalement alors que les additions de tête ne m'avaient jamais posé aucun problème auparavant. Aujourd'hui, sept ans après ma leucémie, je ressens encore les effets de cette fatigue. Passé minuit, au lit Cendrillon ! Les nuits blanches ou les soirées qui s'éternisent au restaurant m'épuisent. Le matin, je me lève difficilement. Je suis plus longue à démarrer, c'est un fait. Et si je dois me coucher tard, il me faut plusieurs jours pour récupérer. Je fonctionne encore au ralenti dans ma vie de tous les jours. Mais malgré ces petits désagréments, j'assume avec bonheur une vie de femme et de mère de famille. Ne soyez donc pas inquiet outre mesure, sauf si, bien entendu, cette lassitude devient invalidante. Rendez-vous chez votre médecin en cas de fatigue prolongée. Ce sera l'occasion de faire le point.

De votre côté, vous pouvez optimiser votre forme en adoptant une alimentation saine et variée à base de fruits et légumes pour les vitamines, de féculents, de laitages, de viande et de poisson pour les protéines. La fatigue est liée à la perte de poids en terme de masse musculaire. En privilégiant les protéines, vous permettez à vos muscles de retrouver l'énergie nécessaire pour se reconstruire. Vous pourrez alors pratiquer des sports doux tels que la natation (les bienfaits de l'eau ne sont plus à démontrer) ou la marche qui se pratique en ville ou à la campagne, seul ou à plusieurs. Il faut commencer doucement, sans trop vouloir présumer de ses forces. Le sport, même à petites doses, est bénéfique pour la respiration, pour les muscles et le cœur. Encore une fois, votre médecin sera à même de vous guider en fonction de vos envies et surtout des séquelles de votre cancer.

Pendant votre convalescence, avant de reprendre vos activités professionnelles, attaquez-vous à des choses que vous aviez laissées de côté à l'époque où vous pensiez manquer de temps : classer vos photos, écrire votre journal intime. Pourquoi ne pas vous offrir une séance de cinéma de temps à autre ? Visiter un musée, aller boire un verre avec un ami ? Il y a toujours matière à mettre le nez dehors. Il suffit de le vouloir, d'autant que l'entourage, parfois, hésite à proposer des sorties. Il craint de déranger ou de fatiguer un peu plus le malade. Enfin... l'ex-malade, car après tout, une fois le traitement terminé, vous ne l'êtes plus !

Une convalescence prolongée à l'excès risque de vous maintenir dans un statut qui finalement ne vous correspond plus. Vous avez prouvé vos capacités de courage et d'adaptation en vous battant contre le cancer. On ne vous demande pas de tirer un trait sur cette partie de votre vie, ni de l'oublier, mais au contraire de l'intégrer afin d'en tirer la force nécessaire pour continuer d'avancer. Alors, qu'attendez-vous pour aller de l'avant ?

Aller de l'avant... C'est vite dit. Certains n'en ont pas les moyens. D'ailleurs, c'est étrange... Malgré vos efforts pour vous remettre d'aplomb, vous vous sentez patraque, et ce depuis un moment. Vous avez de la fièvre, vous maigrissez de nouveau, vous avez une boule qui vous gêne, là... On ne s'affole pas ! Ces signes ne sont pas forcément liés à une récidive. Il peut s'agir d'une affection sans aucun rapport avec le cancer. Le meilleur moyen d'en avoir le cœur net est encore de retourner voir votre médecin au plus vite pour des examens complémentaires.

*
**

Bien entendu, une rechute est envisageable. Cette rechute peut être due à des cellules cancéreuses qui n'ont pas été totalement éliminées, ou à des métastases qui ont migré par voie sanguine loin de la tumeur de départ. Ces métastases se développent à distance mais sont identiques à celles du cancer initial.

Pour le malade, cette rechute est vécue comme un échec. Après tant de souffrance, devoir reprendre le chemin de l'hôpital est un supplice. La rechute réactive l'anxiété et replonge le patient au cœur des angoisses qu'il a dû affronter au moment du premier diagnostic. Cette phase s'accompagne donc de symptômes d'irritabilité, de fatigue, de grande nervosité et dans certains cas de dépression car la peur de la mort se fait plus pesante.

Où trouver la force de continuer ? Et pourquoi recommencer après avoir fourni tant d'efforts ? Parce qu'il faut vivre ! Contrairement à ce que vous étiez au moment de la première cure, vous voilà désormais préparé. La dimension de l'inconnu, qui amplifie le stress, n'entre plus en jeu. Vous connaissez les traitements et savez quelles en sont les conséquences.

Ce retour en arrière représente une terrible déception dont les coupables sont tout trouvés. Le malade, déboussolé, se révolte contre l'équipe médicale qui n'a pas su le guérir. Si tel est votre cas, réfléchissez et discutez-en avec vos proches avant de tout remettre en cause. Les médecins ont des obligations de moyens (c'est-à-dire qu'ils doivent utiliser les techniques et les médicaments nécessaires au diagnostic et au traitement de la maladie) mais pas de résultats. Contrairement à ce que vous pourriez penser, ils sont eux aussi touchés par cette récidive qui les met face à l'impuissance de la science. Le cancer est une maladie dont la guérison dépend de nombreux facteurs qui ne sont pas tous maîtrisables. Par exemple, dans le cas du cancer du côlon, le facteur héréditaire est prépondérant et favorise de ce fait des récidives que les médecins ne peuvent pas empêcher.

On ne peut pas vous retirer le droit de changer d'équipe médicale si vous n'avez plus confiance en elle. Mais consultez d'abord votre généraliste et votre cancérologue afin d'aborder ce sujet. Une rupture dans votre suivi n'est peut-être pas souhaitable dans les conditions actuelles. Renseignez-vous bien avant de prendre votre décision.

Cela dit, je connais des malades qui ont survécu à deux voire trois cancers parce qu'ils ont puisé en eux ou auprès d'un soutien extérieur les ressources nécessaires pour affronter positivement cette nouvelle étape de leur vie.

Et je connais surtout nombre de patients qui s'en sont sortis définitivement. Pensez à ceux-là !

Épilogue

LE PIRE N'EST JAMAIS SÛR, ET LE MEILLEUR PEUT ARRIVER

En 1998, dans l'avion qui m'emportait, pauvre loque humaine, vers la France et l'institut Gustave-Roussy de Villejuif, on m'aurait prédit que je retrouverais la santé, des formes et une forme radieuses, que j'épouserais un homme apparemment inaccessible sauf à travers l'écran de télévision, que je donnerais le jour à deux enfants magnifiques et que j'aurais sur la vie un regard différent, la savourant mieux que jamais, j'aurais trouvé la force de me mettre dans une colère terrible. Pour l'heure, je l'ai dit, je ne songeais guère qu'à mettre en scène mon enterrement.

Et pourtant, la vie a repris. J'ai retravaillé, j'ai laissé Mathias partir vers ses propres rêves. J'ai rencontré Jean-Pierre, j'ai (presque) oublié l'angoisse qui avait accompagné l'annonce de la maladie. Bref, j'ai réussi à m'en sortir.

Et loin de moi l'idée de présenter cette victoire comme une prouesse exceptionnelle. Non seulement je ne la dois qu'à moi-même, mais des milliers de personnes, jadis atteintes de ce mal, sourient de nouveau à l'existence. Lors d'une de ces réunions de parole où des malades « en cours » de traitement et d'anciens cancéreux viennent s'apporter une aide mutuelle, j'ai rencontré une presque centenaire qui nous a retracé avec enthousiasme ses succès professionnels, parlé de ses arrière-petits-enfants, souligné les joies que lui avait apportées son parcours ici-bas, jusqu'au moment où, un peu agacé, un auditeur lui a demandé :

– Mais... Pourquoi êtes-vous ici ?

Surprise, puis vaguement confuse, elle a expliqué alors qu'elle avait eu deux cancers, dont l'un particulièrement rétif. Toute à sa joie de vivre, elle les avait un instant oubliés !

– Bref, je mourrai sans doute, a-t-elle dit pour conclure... Mais de vieillesse, tout simplement.

Cette légèreté prouvait bien que le pire n'est jamais sûr. C'est la raison pour laquelle j'ai écrit ce livre. Pour dire encore et toujours que le pire n'est jamais sûr...

« Regarde ce que tu as, pas ce que tu as perdu. » Telle pourrait être ma devise après avoir vaincu ma leucémie. J'ai frôlé la mort, j'en suis consciente. Je n'en apprécie que plus la vie. Je n'ai aucun regret. Aucun. Ce coup dur m'a permis de donner un sens et des priorités à mon existence. Et je compte bien profiter du temps et de l'énergie qui me restent pour aller à l'essentiel.

En racontant ici le « vécu » du cancer, j'ai d'abord voulu montrer à tous ceux qui sont touchés de près ou de loin par cette maladie ce que l'on pouvait ressentir à chaque instant de sa reconstruction. Comment se succèdent l'abattement, l'espoir, le désespoir, l'envie de « gagner » ou de tout abandonner. Car je sais que le pire est de se sentir seul et perdu, coincé derrière un mur de silence et d'ignorance. Un mur que chaque malade peut et doit réussir à briser pour trouver le désir de lutter.

Après la parution de mon premier ouvrage, *Ma bonne étoile*, j'ai reçu des milliers de lettres de remerciements dont celle des parents d'un jeune garçon, Antoine, que le cancer a emporté. Depuis sa mort, ses parents dépensent une énergie formidable pour que nous comprenions tous mieux l'importance des dons de sang, de plaquettes ou de moelle. J'admire profondément leur combat pour « Ti'toine », comme j'admire la force de Stéphanie Fugain au sein de son association créée en souvenir de Laurette, et l'efficacité de multiples autres groupements engagés dans la même bataille : celle de faire connaître la maladie, de la dédramatiser dans la mesure du possible, et de se donner les moyens de la soigner, voire de l'éradiquer, un jour. Car comment appréhender la maladie quand on ose à peine prononcer le mot, comme si ne pas évoquer le cancer permettait de le tenir à distance ? Comment résister si l'on ne se nourrit pas de toutes les rémissions, de toutes les guérisons actuellement possibles ? Comment résister si personne ne nous a parlé du dévouement extraordinaire des médecins, des infirmières, des chercheurs qui donnent tout d'eux-mêmes pour vaincre ce fléau ?

J'espère avoir apporté une petite pierre à l'édifice de leur combat quotidien qui mérite une infinie reconnaissance, et un immense respect.

En témoignant, j'ai voulu ouvrir en grand les portes de l'espoir. Et si j'ai pu aider ne serait-ce qu'un seul malade à se battre, je suis certaine que, du haut de leurs étoiles, mes deux grands-mères, qui elles aussi ont connu cette épreuve, seront fières de moi.

LES ADRESSES UTILES

LES VINGT CENTRES RÉGIONAUX DE LUTTE CONTRE LE CANCER

ANGERS, centre Paul-Papin
2, rue Moll, 49033 Angers Cedex 01
Téléphone : 02 41 35 27 00
Télécopieur : 02 41 48 31 90
Site Internet : http ://www.centrepaulpapin.fr
E-mail : cppapin@unimedia.fr

BORDEAUX, institut Bergonié
180, rue de Saint-Genès
229, cour de l'Argonne, 33076 Bordeaux Cedex
Téléphone : 05 56 33 33 33
Télécopieur : 05 56 33 33 30
Site Internet : http ://www.bergonie.org
E-mail : bergonie@bergonie.org

CAEN, centre François-Baclesse
3, avenue du Général-Harris, 14076 Caen Cedex 05

Téléphone : 02 31 45 50 50
Télécopieur : 02 31 45 50 18
E-mail : cfbcaen@baclesse.fr
Site Internet : http ://www.baclesse.fr

CLERMONT-FERRAND, centre Jean-Perrin
58, rue Montalembert, 63011 Clermont-Ferrand
Cedex 01
Téléphone : 04 73 27 80 80
Télécopieur : 04 73 26 34 51
E-mail : info@cjp.fr
Site Internet : http ://www.cjp.fr/

DIJON, centre Georges-François Leclerc
1, rue du Professeur-Marion, BP 1544,
21034 Dijon Cedex
Téléphone : 03 80 73 75 00
Télécopieur : 03 80 67 19 15
E-mail : cgfl@dijon.fnclcc.fr
Site Internet : http ://www.cgfl.com

LILLE, centre Oscar-Lambret
3, rue Frédéric-Combemale, BP 307, 59020 Lille Cedex
Téléphone : 03 20 29 59 59
Télécopieur : 03 20 29 59 62
E-mail : direction@o-lambret.fr
Site Internet : http ://www.centreoscarlambret.fr

LYON, centre Léon-Bérard
28, rue Laënnec, 69373 Lyon Cedex 08
Téléphone : 04 78 78 28 28
Télécopieur : 04 78 78 29 29
E-mail : clb@lyon.fnclcc.fr
Site Internet : http ://oncora1.lyon.fnclcc.fr

MARSEILLE, institut Paoli-Calmettes
232, boulevard Sainte-Marguerite, BP 156,
13273 Marseille Cedex 9
Téléphone : 04 91 22 33 33
Télécopieur : 04 91 22 35 12
E-mail : info@marseille.fnclcc.fr
Site Internet : http ://www.institutpaolicalmettes.fr

MONTPELLIER, centre Val-d'Aurelle
Paul-Lamarque, parc Euromédecine,
34298 Montpellier Cedex 5
Téléphone : 04 67 61 31 00
Télécopieur : 04 67 41 08 59
E-mail : crlc@valdorel.fnclcc.fr
Site Internet : http ://www.valdorel.fnclcc.fr

NANCY, centre Alexis-Vautrin
Avenue de Bourgogne-Brabois,
54511 Vandœuvre-les-Nancy Cedex
Téléphone : 03 83 59 84 00
Télécopieur : 03 83 44 60 71
E-mail : alexicom@nancy.fnclcc.fr

NANTES, centre René-Gauducheau
Boulevard Jacques-Monod,
44805 Nantes Saint-Herblain
Téléphone : 02 40 67 99 00
Télécopieur : 02 40 67 99 00
E-mail : crg@centregauducheau.fr
Site Internet : http ://www.centregauducheau.fr

NICE, centre Antoine-Lacassagne
33, avenue de Valombrose, 06189 Nice Cedex 2
Téléphone : 04 92 03 10 00
Télécopieur : 04 92 03 10 10
E-mail : lacassagne@cal.nice.fnclcc.fr

PARIS, institut Curie
26, rue d'Ulm, 75231 Paris Cedex 05
Téléphone : 01 44 32 40 00
Télécopieur : 01 44 32 41 19
Site Internet : http ://www.curie.net

REIMS, institut Jean-Godinot
1, rue du Général-Kœnig, 51056 Reims Cedex
Téléphone : (33) 03 26 50 44 44
Télécopieur : (33) 03 26 50 44 49
E-mail : direction@reims.fnclcc.fr

RENNES, centre Eugène-Marquis
Rue de la Bataille-Flandres-Dunkerque,
35042 Rennes Cedex
Téléphone : 02 99 25 30 00
Télécopieur : 02 99 25 32 50
E-mail : rennes@fnclcc.fr

ROUEN, centre Henri-Becquerel
Rue d'Amiens, 76038 Rouen Cedex
Téléphone : 02 32 08 22 22
Télécopieur : 02 32 08 22 70
E-mail : direction@rouen.fnclcc.fr

SAINT-CLOUD, centre René-Huguenin
35, rue Dailly, 92210 Saint-Cloud
Téléphone : 01 47 11 15 03
E-mail : d.connan@stcloud-huguenin.org
Site Internet : http ://www.arcs.asso.fr

STRASBOURG, centre Paul-Strauss
3, rue de la Porte-de-l'Hôpital, BP 42,
67085 Strasbourg Cedex
Téléphone : 03 88 25 24 24
Télécopieur : 03 88 25 24 48
Serveur : http ://www.centre-paul-strauss.fr
E-mail : cps@strasbourg.fnclcc.fr

TOULOUSE, institut Claudius-Regaud
20-24, rue du Pont-Saint-Pierre,
31052 Toulouse Cedex
Téléphone : 05 61 42 42 42
Télécopieur : 05 61 42 42 74
E-mail : icr@icr.fnclcc.fr
Site Internet : http ://www.claudiusregaud.fr

VILLEJUIF, institut Gustave-Roussy
Rue Camille-Desmoulins, 94805 Villejuif Cedex
Téléphone : 01 42 11 42 11
Télécopieur : 01 42 11 53 00
E-mail : roussy@igr.fr
Site Internet : http ://www.igr.fr/

L'IGR, comme l'institut Curie, est un institut privé participant au service public et tournée vers une triple mission de soins, de recherche et d'enseignement. En conséquence, comme l'institut Curie, il vit en partie de dons !

INFORMATIONS ET SOUTIEN PSYCHOLOGIQUE

CANCER INFO SERVICE : 0810 810 821

Géré par la Ligue contre le cancer, Cancer info service est un numéro Azur. Les intervenants se proposent d'écouter, d'informer et de favoriser la prévention auprès des patients mais également de leur entourage. Après l'annonce du diagnostic, de nombreuses questions surgissent : quels sont les traitements ? Sont-ils douloureux ? Est-ce que je peux guérir ? Quelles sont les conséquences pour ma vie quotidienne, familiale ou professionnelle ? Le malade mais également les proches s'interrogent sans toujours trouver un interlocuteur qualifié pour leur répondre.

Les services de Cancer info service

Une trentaine de professionnels, dont huit psychologues, vous répondent du lundi au samedi de 8 heures à 20 heures. Ce service s'engage à respecter l'anonymat et à donner des informations générales sur les différents cancers, les moyens de les prévenir et les principaux types de traitement, mais s'engage également à assurer une écoute attentive tout en communiquant des conseils pratiques pour concilier les traitements et la vie familiale ou professionnelle, pour aider à organiser le retour à une vie normale après l'hôpital, ou tout simplement, mais humainement, pouvoir parler à un écoutant disponible.

ASSOCIATION TI'TOINE, 43, chemin de l'Ormel, 27340 Criquebeuf-sur-Seine,
www.titoine-normandie.org

Antoine n'avait que seize ans. Il savait la nature et la gravité du mal qui le rongeait. Il savait aussi que son unique espoir de guérir passait par une greffe de moelle osseuse. Lui et ses proches y croyaient. Alors qu'il se préparait à recevoir sa greffe, les deux villages de Criquebeuf-sur-Seine et Martot se sont rassemblés autour de médecins de l'Établissement français du sang de Bois-Guillaume pour organiser une importante collecte de sang. En venant donner leur sang, plus de cinq cents personnes ont ainsi voulu manifester un soutien symbolique à Antoine.

Créée à la suite de son décès, l'association Ti'Toine, dont je suis la marraine, cadre ses actions au niveau régional sur :

– une incitation aux dons de sang, plaquettes, plasma et moelle osseuse,

– une aide financière apportée à des programmes de recherche s'inscrivant dans la lutte contre la leucémie et les cancers de l'enfant,

– un soutien moral auprès des malades et de leurs proches.

ASSOCIATION LAURETTE FUGAIN,
99-103, rue de Sèvres, 75006 Paris
www.laurettefugain.org

Créée à la suite du décès de Laurette Fugain, cette association a pour but :

– d'informer et de sensibiliser le public sur l'importance des dons (plaquettes, sang et moelle osseuse),

– de favoriser et faciliter les dons,

– d'aider et de financer la recherche sur les maladies du sang,

– d'apporter soutien et réconfort aux malades.

LA MARCHE DES ÉTOILES

Cette association, dont je suis également la marraine, verra le jour prochainement et permettra de récolter des fonds en faveur de l'institut Gustave-Roussy. Chaque année, le premier samedi du mois d'octobre, une marche sera organisée à Cosne-sur-Loire (Nièvre) à laquelle pourront participer tous ceux qui souhaitent soutenir la recherche contre le cancer.

LIGUE NATIONALE CONTRE LE CANCER,
1, avenue Stephen-Pichon, 75013 Paris,
téléphone : 01 44 06 80 80,
télécopie : 01 45 86 56 78.

La Ligue nationale contre le cancer propose plusieurs services :

– un service d'écoute pour informer et orienter les malades (Écoute cancer, tél. 0810 810 821),

– un site Internet : www.ligue-cancer.asso.fr,

– des groupes de parole pour les malades et pour les proches, un lieu de partage et d'écoute,

– des aides financières en cas de difficultés,

– des informations pour les malades et leurs proches avec l'édition de magazine, brochures, plaquettes et matériel pédagogique.

Aide à la recherche : la Ligue soutient la recherche fondamentale, la recherche clinique, les enquêtes épidémiologiques et la recherche psychosociale, enfin elle participe à la formation des médecins généralistes sur la prévention et en particulier sur les risques du tabagisme.

LES ACCUEILS CANCER DE LA VILLE DE PARIS

Quatre points d'accueil :

– 18, rue Quincampoix, 75004 Paris, tél. : 01 49 96 75 75.

– 161, quai de Valmy, 75010 Paris, tél. : 01 55 26 82 82.

– 37, bd Saint-Marcel, 75012 Paris, tél. : 01 44 73 86 86.

– 5, place d'Alleray, 75015 Paris, tél. : 01 56 08 55 55.

Accueil sans rendez-vous de 9 à 18 heures du lundi au vendredi (de 9 à 20 heures un soir par semaine).

Accueil sur rendez-vous pour les entretiens avec les assistantes sociales et les psychologues. En complément des soins curatifs, l'Agence cancer de la Ville de Paris propose gratuitement un accompagnement social, une écoute et un soutien psychologique pour les personnes atteintes, les anciens malades et leur entourage.

Vous pourrez y trouver aussi une aide à la réinsertion socioprofessionnelle.

ÉTINCELLE

Espace d'accueil et de bien-être pour les femmes atteintes d'un cancer du sein. Créée à l'initiative de Josette Rousselet-Blanc, l'association Étincelle est le premier espace d'accueil en France, en dehors de l'hôpital, consacré à la qualité de vie des femmes atteintes d'un cancer du sein. Étincelle leur propose une prise en charge globale orientée vers la préservation de l'image et de la féminité mises à mal par la maladie. La satisfaction « personnelle » des femmes et leur bien-être sont leur préoccupation. L'ambition d'Étincelle est claire : aider les femmes en désarroi, en perte de confiance et d'image et devenir « leur » maison.

Ouverture : les mardis, jeudis, samedis sur rendez-vous de 10 à 18 heures.

Contact : 27 bis, bd Victor-Cresson, 92130 Issy-les-Moulineaux, tél. : 01 44 30 03 03.

E-mail : etincelle@etincelle.asso.fr

PSYCHISME ET CANCER, centre Pierre-Cazenave,
80, rue de la Colonie, 75013 Paris,
tél. : 01 43 13 23 30,
fax : 01 45 81 24 86,
www.psychisme-et-cancer.org

L'Association psychisme et cancer, créée sous l'impulsion d'une malade atteinte de cancer, Brigitte Benoît-Latour, et de ses deux thérapeutes, Pierre Cazenave, psychanalyste lui-même atteint de cancer, et Pierre Baldeyrou, pneumo-cancérologue, existe depuis 1991. Deux ans après sa création, elle est rebaptisée centre Pierre-Cazenave. L'association regroupe tous ceux qui sont sensibles à notre démarche et qui souhaitent la soutenir : personnes atteintes de cancer, proches de malades, psychanalystes, professionnels de la cancérologie, médecins de toutes spécialités, soignants. Sa vocation est essentiellement de permettre le fonctionnement du centre, lieu d'accueil et d'écoute pour les malades atteints de cancer et leurs proches. Dans cette optique, elle se charge de chercher des financements, d'organiser des rencontres avec les professionnels, d'être présente aux manifestations liées à la cancérologie, d'assurer la communication auprès des médias et plus largement des services médicaux et des malades.

ÉTABLISSEMENT FRANÇAIS DU SANG,
110, avenue de Suffren,
75725 Paris Cedex 15,
tél. : 01 44 49 66 00.

ÉTABLISSEMENT FRANÇAIS DES GREFFES,
5, rue Lacuée, 75012 Paris,
tél. : 01 44 67 55 50.

REMERCIEMENTS

À Corinne Naa.

Au Dr Jean-Henri Bourhis, au Dr Sarah Dauchy et à Coralie Chéron, de l'IGR, pour leurs précieux conseils.

À Helène Brisbart.

À Jean-Pierre, bien sûr.

Sans oublier mes parents et Mathias, qui m'ont tant soutenue.

TABLE DES MATIÈRES

Direction littéraire
Huguette Maure

assistée de
Maggy Noël

Impression réalisée sur CAMERON par

BRODARD & TAUPIN
GROUPE CPI
La Flèche

pour le compte des Éditions Michel Lafon
en mars 2005

Imprimé en France
Dépôt légal : mars 2005
N° d'impression : 28914
ISBN : 2-7499-0235-5
LAF 673